中医专科专病
临床技能提升丛书

主编◎王诗源 尹永田

图解常见风湿病中医外治法

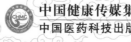

中国健康传媒集团

中国医药科技出版社

内 容 提 要

　　本书系统介绍了常见风湿病的中医外治法，主要包括药物外治法和针刺疗法、推拿疗法、拔罐疗法、耳穴疗法、针刀疗法、浮针疗法、运动疗法等非药物外治法，并且侧重介绍了外治法在类风湿关节炎、痛风、硬皮病等具体疾病中的应用。全书内容丰富，图文并茂，语言通俗易懂，实用性强，可供从事风湿性疾病的中医临床、教学、科研工作者及中医爱好者阅读参考。

图书在版编目（CIP）数据

　　图解常见风湿病中医外治法 / 王诗源，尹永田主编 . —北京：中国医药科技出版社，2023.7
　　（中医专科专病临床技能提升丛书）
　　ISBN 978-7-5214-3061-5

　　Ⅰ . ①图… 　Ⅱ . ①王… ②尹… 　Ⅲ . ①风湿病—外治法—图解
Ⅳ . ① R259.932.1-64

　　中国版本图书馆 CIP 数据核字（2022）第 030781 号

美术编辑　陈君杞
版式设计　也　在

出版　**中国健康传媒集团** | 中国医药科技出版社
地址　北京市海淀区文慧园北路甲 22 号
邮编　100082
电话　发行：010-62227427　邮购：010-62236938
网址　www.cmstp.com
规格　710×1000mm $\frac{1}{16}$
印张　14 $\frac{1}{4}$
字数　275 千字
版次　2023 年 7 月第 1 版
印次　2023 年 7 月第 1 次印刷
印刷　三河市万龙印装有限公司
经销　全国各地新华书店
书号　ISBN 978-7-5214-3061-5
定价　**49.00 元**

获取新书信息、投稿、为图书纠错，请扫码联系我们。

编委会

前　言

常见风湿病主要包括类风湿关节炎、骨关节炎、强直性脊柱炎、银屑病关节炎、痛风、红斑狼疮、干燥综合征、多发性肌炎、皮肌炎、硬皮病、白塞综合征、产后风湿症等，是一类病因复杂、病程漫长、极易复发的常见多发病，也是疑难病，很多时候难以完全根治，为了稳定病情，患者往往需要长期内服药物控制。

中医学外治法历史悠久，疗效独特、作用迅速，具有简、便、廉、验之特点，包括针灸、推拿、熏洗、针刀、敷贴、脐疗、耳穴疗法、物理疗法等百余种方法。清代外治法大家吴尚先在《理瀹骈文》中指出"外治之理，即内治之理；外治之药，亦即内治之药。所异者，法耳"。外治法与内治法相比，具有"殊途同归，异曲同工"之妙，对"不肯服药之人，不能服药之症"，更能显示出其治疗之独特，故有"良丁不废外治"之说。因此，外治法对于需要长期服用药物的风湿性疾病来说，无疑是一种非常有意义的治疗方式。

本书突出风湿病治疗中以中医外治为核心的方案，从中医外治法的角度解除常见风湿病带来的病症，减缓和消除患者的不适和痛苦，主要介绍了针刺疗法、推拿疗法、督灸疗法、耳穴疗法、敷贴疗法、灸法、脐疗技术、热敷疗法、热蜡疗法、涂擦疗法、穴位注射疗法、熏洗疗法、中药离子导入、针刀疗法、运动疗法和浮针疗法等临床上行之有效的外治方法。本书可供从事风湿性疾病的中医临床、教学、科研工作者阅读参考。本书语言通俗易懂，能使读者一看就懂，一学就会，具有较强的科学性和实用性。针刺、针刀和部分药物疗法专业性较强，须在专业医师指导下进行。由于时间有限，书中难免存在疏漏和不当之处，敬请批评指证。

编者

2023 年 5 月

目 录

各论

总论

第一章　风湿病常用外治疗法

第一节　常用药物外治法

一、敷贴疗法

敷贴疗法又称"中药外敷"疗法，是在人体体表特定部位贴敷药物以治疗疾病的一种外治方法。清代吴师机认为：凡是服汤、丸能治愈的病证，也无一不可以改用敷贴而收效；无论内治、外治，凡病理可统者，用药亦可统之。

敷贴所用药品分为药膏及膏药，是依药物性质，采用不同制法的制成的固体半固体。敷贴疗法一方面可直接作用于所敷部位治疗局部病变，亦可结合经络、腧穴原理治疗其他部位病变及全身性疾病。

【作用机制】

穴位敷贴疗法，以"调节经脉，平衡阴阳"为理论依据，融合了穴位与药物的双重作用，从而发挥其养生保健作用。中医学认为，人在的内在脏腑通过十二经脉与外在肢节相连通，具有行气血、营阴阳、濡筋骨、利关节、温腠理、调经脉之虚实的作用，可以治疗多种疾病。穴位敷贴疗法与内治法的给药治疗原则相似，都是以脏腑经络学说为指导，只要合理运用，对内外多种疾病都有很好的疗效。

1. 疏通经络、运行气血

敷贴用药的依据与针灸疗法一样，都是以经络学说为依据。中医经络学说认为，人体营卫气血循行出入的通道便是经络，内伤和外感疾病的发生都离不开经络，而经络上的穴位则是经气运行通路中的交汇点。运用敷贴疗法，在穴位上敷贴药物，作用于体表腧穴相应的皮部，使药气透到经脉，通过药物的刺激，可以实现调节经络气血运行的养生保健目的。

2. 调理脏腑、扶正祛邪

外治用药，药物敷贴于体表穴位，能刺激穴位，使局部温度增高，毛细血管扩张，使穴位的组织结构、皮肤、神经、血管、淋巴等发生相应变化。有利于中药有效成分通过皮肤，穿过毛孔，进入淋巴和血液循环系统到达全身各部而发挥药理作用。还可能通过刺激穴位及药物的吸收、代谢，对机体的有关物理、化学感受器产生影响，直接反射性地调整中枢神经系统和自主神经系统功能，通过调节人体细胞免疫和体液免疫功能，提高免疫能力，从而达到防病治病的目的。正如《理瀹骈文》所云："切于皮肤，彻于肉里，摄入吸气，融入渗液。"穴位敷贴能将药之气味透过皮肤直到经脉，摄于体内，融化于津液之中，具有内外一贯之妙，随其用药，既能祛除邪气。拔毒气之外出，抑邪气以内消；又能扶助正气、通营卫、调升降、理阴阳、安五脏，挫折五郁之气，以资化源。

【适应证】

贴敷疗法适用于各种以关节疼痛、麻木、肿胀等为主要表现的风湿病。主要包括类风湿关节炎、骨关节炎、强直性脊柱炎、颈椎病和腰椎间盘突出等颈腰椎病变。临床应用应灵活掌握，根据辨证选择合适的经络穴位、配伍方药。

【处方举隅】

目前常用的贴敷方药组成及具体适用病症如下。

（1）回阳玉龙膏治皮痹。此膏可治风湿、鹤膝风等。炒草乌、煨干姜各三两，炒赤芍、白芷、煨天南星各一两，肉桂五钱，为细末，用黄蜡240克调和上述药末90克，隔水炖温，敷贴患处。上药1剂，可连续使用2周。（《外科正宗》）

（2）全蝎乳香散治诸风湿，遍身骨节疼痛不可忍者。川乌头（生，去皮脐）、马蔺子各一两，全蝎、穿山甲（炮）、乳香各五钱，苍术一两。上为细末，用白芥子三两，研烂如膏，和前药末，以纸摊药膏，敷贴痛处大妙。热甚，即去药，再贴上。（《普济方》）

（3）散寒镇痛方治疗膝骨关节炎寒湿阻络证。药方组成：延胡索15克，白芷15克，胡椒10克，莪术10克，细辛10克，白芥子20克。上药研磨成粉，以生姜汁将所有药物调制成为糊状，按压成为药饼，贴敷于阳陵泉、足三里、太溪、血海、梁丘穴。（《临床合理用药杂志》）

【选穴原则】

根据辨证选穴或者对症选穴。

【操作方法】

1. 评估

（1）病室环境，温度适宜。

（2）主要症状、既往史、药物及敷料过敏史，是否妊娠。

（3）敷药部位的皮肤情况。

2. 告知

（1）出现皮肤微红为正常现象，若出现皮肤瘙痒、丘疹、水疱等，应立即告知护士。

（2）穴位敷贴时间一般为6~8小时。可根据病情、年龄、药物、季节调整时间，小儿酌减。

（3）若出现敷料松动或脱落应及时告知护士。

（4）局部贴药后可能出现药物颜色、油渍等污染衣物的情况。

3. 物品准备

治疗盘，棉纸或薄胶纸，遵医嘱配制的药物，压舌板，无菌棉垫或纱布，胶布或绷带，0.9%生理盐水棉球；必要时备屏风、毛毯。

4. 基本操作方法

（1）核对医嘱，评估患者，做好解释，注意保暖。

（2）备齐用物，携至床旁。药膏制法：以适宜的基质加入所需药末配制。常用的基质有动物或植物油、蜂蜡、酒、饴糖、醋、水、胆汁、鸡蛋清、蜜汁、植物液汁、米粥、凡士林等，调成干湿适当的糊状使用。如果所用的药物为鲜药或本身含有汁液，可直接将药物捣成糊状敷用。

（3）更换敷料，以0.9%生理盐水或温水擦洗皮肤上的药渍，观察创面情况及敷药效果。

（4）根据敷药面积，取大小合适的棉纸或薄胶纸，用压舌板将所需药物均匀地涂抹于棉纸上或薄胶纸上，厚薄适中。

（5）将药物敷贴于穴位上，做好固定。为避免药物受热溢出污染衣

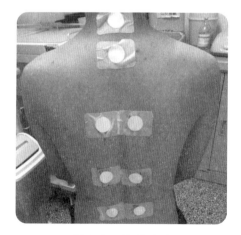

图1-1　敷贴疗法

物，可加敷料或棉垫覆盖。以胶布或绷带固定，松紧适宜。

（6）温度以患者耐受为宜。

（7）观察患者局部皮肤，询问有无不适感。

（8）操作完毕后擦净局部皮肤，协助患者着衣，安排舒适体位。

【注意事项】

（1）孕妇的脐部、腹部、腰骶部及某些敏感穴位，如合谷、三阴交等处都不宜敷贴，以免局部刺激引起流产。

（2）药物应均匀涂抹于棉纸中央，厚薄一般以 0.2~0.5cm 为宜，覆盖敷料应大小适宜。

（3）敷贴部位应交替使用，不宜单个部位连续敷贴。

（4）除拔毒膏外，患处有红肿及溃烂时不宜敷贴药物，以免发生化脓性感染。

（5）对于残留在皮肤上的药物不宜采用肥皂或刺激性物品擦洗。

（6）使用敷药后，如出现红疹、瘙痒、水疱等过敏现象，应暂停使用，报告医师，配合处理。

二、灸法

灸法是利用某些易燃材料或某些药物点燃后产生的温热等刺激，通过经络腧穴发生作用，达到防治疾病目的的一种外治法。古代称之为"艾灸"。《灵枢·官能》篇载："针所不为，灸之所宜。"临床中灸法可与针刺结合弥补针刺之不足，以提高疗效。它具有温经散寒止痛、祛风活血通痹等作用，目前已被广泛运用于临床各科。灸法的种类归纳起来主要分直接灸与间接灸 2 大类。艾绒是大多数灸法的主要原料，古时多用艾直接置于肌肤之上燃烧，使温热力直透肌肤，虽然疗效甚佳，但易生灸疮，疮形累累，痛苦较甚，现代称其为"瘢痕灸法"。现代医生在长期临床实践中发明创造出了隔姜灸、隔盐灸、隔蒜灸、隔饼灸等，还创造了一种将药末掺入艾绒的灸法，如太乙神针灸、雷火神针灸等各种间接灸法，提高了临床疗效，同时避免了艾灸瘢痕的发生。在此介绍常用的艾灸法，是一种通过给人体以温热刺激而灸治疾病的一种方法。使用的施灸材料一般是由艾叶制成的艾绒，将其点燃后熏熨人体的一定部位以治疗相应疾病。艾绒以陈久耐燃者为最佳，具有下列优点：易于燃烧，气味芳香，火力温和，其温热能渗透皮肤，达到组织深部。临床常用的有艾炷灸、艾条灸、艾熏灸、艾铺灸

4种。

【作用机制】

1. 调节阴阳平衡

人体"阴平阳秘",则身体健康,人发生各种疾病的根本原因还是阴阳失衡。艾灸具有调节阴阳平衡的作用,可改善阴阳平衡,促进人体恢复健康。

2. 调和气血

气是人的生命之源,血为人的基本物资,气血充足是维持人体生命活动的基本条件。艾灸能够补气养血,条畅气血运行,使中气得以升提,使气血充沛以实现养生和保健的目的。

3. 温通经络

经络是人体气血运行、输布营养物质的通路,经络通畅,气血运行才能正常。寒、湿、痰、瘀等病邪侵犯人体后,往往会闭阻经络,导致疾病的发生。艾灸可以实现温热肌肤的作用,进而温通肌肤经脉,活血通络,可以治疗寒凝血滞、经络痹阻所引起的各种病症。

4. 扶正祛邪

正气存内,邪不可干。人体正气充足,才能抵抗力强,卫外能力强,疾病则不产生。艾灸通过对某些穴位(如大椎、足三里、气海、关元等)施灸,可以培扶人的正气,增强人的防病、抗病能力;而艾灸不同的穴位或部位可以产生不同的补益作用。无论是调节阴阳、调节气血,还是温通经络、扶正祛邪,艾灸对人体都起到了一个直接或间接的补益作用,尤其对于虚寒证起到的补益作用尤为明显。正是艾灸这种温阳补益、调和气血的作用,能帮助人们达到防病治病、保健养生的目的。

5. 行气通络

经络内联脏腑,外布体表肌肉骨骼,广泛分布于人体各部。正常的机体,气血在经络中周流不息,循序运行,如果感受风、寒、暑、湿、燥、火等外因的侵袭,或者体内产生气滞、痰阻、瘀血等病理产物,人体经络受阻,即可出现肿胀、疼痛等症状和一系列功能障碍。此时,灸治一定的穴位,可以起到调和气血、疏通经络、平衡功能的作用,临床上可用于外科、伤科等各科多种疾病的治疗,如疮疡疖肿、冻伤、瘰闭、不孕症、扭挫伤等。

6. 扶阳固脱

阳气是人赖以生存的根本，得其所则人寿，失其所则人夭，故阴盛则阳病，阴盛则为寒、为厥，表现为元气虚陷，脉微欲脱。凡大病危疾，阳气衰微，阴阳离决等证，用大炷重灸，能回阳救脱、祛除阴寒，此为其他穴位刺激疗法所不及。《伤寒论》指出："少阴病吐利，手足逆冷……脉不至者，灸少阴七壮。""下利，手足厥冷，烦躁，灸厥阴，无脉者，灸之。"说明出现阳气虚脱症状（可以表现为呕吐、下利、手足厥冷、脉弱等）的重危患者，当急用大艾炷重灸关元、神阙等穴，由于艾叶有纯阳的性质，再加上火本属阳，两阳相得，往往可以起到回阳救逆、扶阳固脱、挽救垂危之疾的作用，在临床上常用于中风脱证、急性腹痛吐泻、痢疾等急症的急救。

7. 升阳举陷

当人体阳气虚弱不固时可致上虚下实，气虚下陷。进而表现为久泄久痢、脱肛、阴挺、崩漏、滑胎等疾病，《灵枢·经脉》篇云："陷下则灸之。"故气虚下陷，脏器下垂之证多用灸法。关于陷下一证，"补土派"代表性人物李东垣还认为"陷下者，皮毛不任风寒""天地间无他，唯阴阳二者而已，阳在外在上，阴在内在下，今言下陷者，阳气陷入阴气之中，是阴反居其上而复其阳，脉证俱见在外者，则灸之"。因此，灸法具有很好益气温阳，升阳举陷，安胎固经等作用，对卫阳不固、腠理疏松、易感冒者，亦有效果。

现代研究发现，灸法能提高机体的免疫功能，能够调节新陈代谢，改善脏腑功能，强化机体的抗病能力。所以长期施行保健灸法，能使人精力充沛，身心舒畅，祛病延年。此外施灸对于血压、呼吸、脉搏、心率、神经、血管均有调整作用；能使血液中的白细胞、血红蛋白、红细胞、血小板等明显增高，降低血脂，减慢红细胞沉降率，改善凝血功能，对血糖、血钙以及内分泌系统的功能也有显著的调节作用。

灸法的特点是平衡人体功能状态，既能抑制功能亢进，也能兴奋衰退的功能。因此灸法对人体是一种良性刺激，对增强体质大有裨益，具有很好的养生保健作用，同时还可促进儿童发育，应用范围广泛。

【适应证】

艾灸疗法在风湿科应用广泛。主要适用于类风湿关节炎、强直性脊柱炎、骨关节炎、颈腰椎病变等。临床辨证以虚寒证或寒湿证为主。

【禁忌证】

（1）凡实热证或阴虚发热、邪热内炽等证，如高热、高血压危象、肺结核晚期、大量咯血、呕吐、严重贫血、急性传染性疾病、皮肤痈疽疮疖并有发热者，均不宜使用艾灸疗法。

（2）器质性心脏病伴心功能不全患者、精神分裂症患者均不宜施灸。

（3）颜面部、颈部及大血管走行的体表区域、黏膜附近，均不得施灸。

（4）空腹、过饱、极度疲劳者应谨慎施灸。

（5）一般关节炎急性期（局部红肿热痛明显）应避免局部施灸。

（6）孕妇的腹部、腰骶部均不宜施灸。

【选穴原则】

风湿病科常用穴位：风湿是以感受风、寒、湿三邪为主，主灸腰阳关、命门、肾俞、腰眼、神阙、气海、关元。这几个穴位可以温阳散寒。游走性疼痛以感受风邪为主，中医称为"行痹"，治疗就应该以祛风除湿为主，加灸风池、风门、大椎。疼痛位置固定且部位感觉重着的，为"湿痹"，治疗以除湿为主，可加灸丰隆。（图1-2~图1-5）

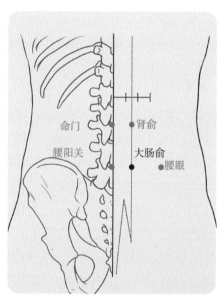

图1-2 腰阳关、命门、肾俞、腰眼

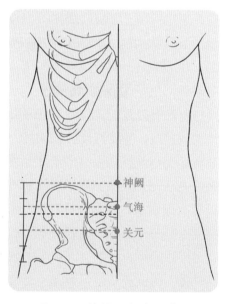

图1-3 神阙、气海、关元

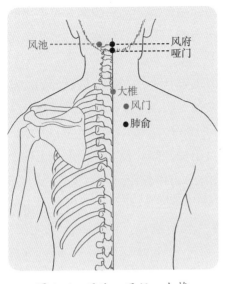

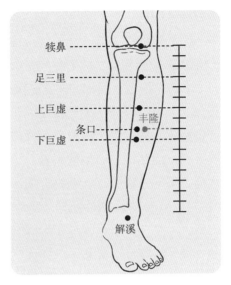

图 1-4 风池、风门、大椎 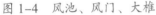　　　　　图 1-5 丰隆

【常用艾灸法】

1. 艾炷灸

艾炷是由艾绒制成的圆锥形小体，古代针灸著作中的灸法大多是指艾炷灸。艾炷分大、中、小三种：大艾炷高 1cm，炷底直径 0.8cm，可燃烧 3~5 分钟；中艾炷为大艾炷的一半；小艾炷如麦粒大小。每燃烧一炷，即为一壮。艾炷的大小、壮数的多少随病证、施灸部位及施灸方法不同而异。少者数壮，多者数百壮（分次累计数）。艾炷灸可分为直接灸和间接灸 2 类。

（1）直接灸：古代称"着肉灸"。现代称"着肤灸""明灸"，根据艾炷点燃后对皮肤形成的影响不同，又分为瘢痕灸和无瘢痕灸。

①瘢痕灸：又称"化脓灸"。因其脱落后留永久瘢痕而得名。指用艾炷直接置于穴位皮肤上施灸，至皮肤起疱，局部化脓、结痂。具体方法：患者取舒适体位，暴露选好穴位，并在穴位皮肤上涂敷蒜汁或凡士林，再将艾炷黏附其上，用线香点燃施灸，当患者皮肤有灼痛感时，可通过在穴位周围用手轻轻拍打的方法缓解疼痛。灸完一壮后，以纱布蘸冷开水将穴位上燃尽的艾炷抹净。依前法连续施灸，每穴可灸 7~9 壮。灸毕，在穴位上敷膏药，嘱患者多食高营养食物，如牛、鸡、鸭、羊肉、豆腐等。一般 7 天左右，灸处皮肤会起疱，成无菌性化脓状态，称为"发灸疮"，古人视灸疮情况判断治疗的成败。起疱部位每天换药 1 次，防止感染。约 40 天后，

灸疮结痂脱落，局部留有瘢痕。现代为减轻施灸时的烧灼痛苦，可先用利多卡因等麻醉剂 1~2ml 注于穴位皮内；也可用小艾炷多次施灸。本法多用于慢性顽固性疾病，关节部位忌用本法。

②无瘢痕灸：又称"非化脓灸"。选用麦粒大小的艾炷，按前面的步骤施灸。灸至觉痛时，即更换艾炷，每个穴位一般灸 3~5 壮，灸至局部皮肤红晕而不起疱为度。有时灸后穴位皮肤可出现小水疱，不须挑破，可以自然吸收，短期内会有色素沉着，一般不会出现瘢痕。若施灸过重，出现大水疱，可用无菌注射器穿刺抽液。也可用大艾炷点燃施灸，当艾炷燃剩 2/5 或 1/4，患者微感有灼痛时，易炷再灸。凡灸法之适应证，均可采用本法施灸。

（2）间接灸：又称"隔物灸""间隔灸"，指在艾炷与腧穴之间，放置某种物品而施灸，根据其放置物不同，而用于多种病证。

①隔姜灸：取生姜切成厚度约 0.3cm 的薄片，用针在其上扎出若干小孔，将扎孔的姜片放于穴位上，置艾炷于姜片上点燃施灸，壮数以灸至局部皮肤潮红、汗出为度。在施灸过程中，若患者热痛难忍，可提起姜片，稍停热减后再放回原处，或在姜片下垫纸片再灸。此法适用于风寒湿风湿病及肾虚腰痛、关节酸痛等。

②隔蒜灸：与隔姜灸相似，将独头大蒜切成 0.3cm 的蒜片，用针穿若干小孔，放在穴位或病变部位上，再把艾炷置于蒜片上点燃施灸，当艾炷燃尽时换炷再灸。每灸 4~5 壮，需要换 1 次蒜片。一般每穴灸 5~7 壮即可。在施灸过程中，若患者感热痛，可提起蒜片稍停片刻，待热减后再放回原处，另换 1 炷再灸。此法具有消肿止痛、拔毒发散的作用。

③隔盐灸：适用于神阙穴，故又称"神阙灸"。取干净白盐或经炒后的白盐将脐孔填平，上置艾炷施灸；也可用姜片或葱片敷盖在盐上，然后再置艾炷施灸，以防食盐遇热而爆，发生烫伤。灸至觉痛时换炷再灸。一般施灸 3~9 壮。此法有祛寒定痛之功效。

④隔香附饼灸：取生香附研末，加入生姜汁调和，制成厚约 0.5cm 的圆饼，放于患处，上置艾炷灸之。本法适用于风湿病伴常年疾病缠身，抑郁、焦虑者。

⑤隔川椒灸：取川椒适量，研为细末，用陈醋调如糊状，制成约 0.3cm 厚的药饼敷于患处，上置艾炷灸之。如患者觉施灸处灼痛，可随即更换艾炷再灸，本法适用于跌仆扭伤所致的伤筋积血。

⑥隔木香饼灸：取木香末 15 克、生地黄 30 克研磨成末，调和均匀，

制成饼状，将药饼放于患处，上置艾炷灸之。本法适用于气滞血瘀、跌仆闪挫等证。

⑦隔核桃灸：《理瀹骈文》载："凡肩背、腰胁手臂、腿膝、环跳贴骨等处疼痛，用沉香、木香、丁香、乳香、麝香、山甲末裹核桃壳覆患处，正面作圈护住，上角用荷叶遮盖，以防火落，烧艾一二炷，觉热气入内即散。"本法适用于风湿骨痛等。

2. 艾条灸

又称"艾卷灸"，是将艾绒用纸包裹卷成圆柱形的艾条，点燃一端在穴位或患处施灸的一种治疗方法。艾条分为普通艾条和加药艾条2种。

艾条的制作：取纯净细软的艾绒24克，平铺在长26cm、宽20cm的薄棉纸上，将其卷成直径约1.5cm，长约24cm的圆柱形艾条。艾条松紧要适度，太紧则不易燃，太松则易掉火星。外表以质地柔软、疏松而又坚韧的桑皮纸用胶水封口就是普通艾条。若在艾绒中掺入药粉（肉桂、干姜、丁香、独活、细辛、白芷、雄黄、苍术、没药、乳香、川椒各等份的细末6克），则成为"药艾条"。也可掺入麝香、沉香、松香、硫黄、穿山甲、皂角、桂枝、川芎、羌活、杜仲、枳壳、茵陈、巴豆、川乌、斑蝥、全蝎、桃树皮等。艾条灸法可分为悬起灸和实按灸。

（1）悬起灸：是将点燃的艾条悬于施灸部位之上的一种灸法。由于操作形式不同，又分为温和灸、回旋灸和雀啄灸。

①温和灸：点燃艾条，悬于施灸部位上约3~5cm处，固定不移，灸至皮肤稍有红晕即可。一般灸5~10分钟。本法能温通经脉、散寒祛邪，适用于灸治各种风湿病。

②回旋灸：点燃艾条，悬于施灸部位上约3~5cm处，做画圈式或左右往返移动，使患者皮肤有温热感而不至于灼痛，直到局部皮肤发红为止。本法适用于患病部位面积较大的风湿痹痛、软组织劳损及神经性麻痹等。

③雀啄灸：点燃艾条，悬于施灸部位上约3~5cm处，上下移动艾条如麻雀啄食样地熏灸，直到局部皮肤红润为止，适用于需要较强火力灸治的疾病。

（2）实按灸：是将艾条点燃的一端实按在施灸部位上的灸治方法。

①雷火神针：又称"雷火针"，首见于《本草纲目》卷六，其后一些书籍陆续有记载，但处方有所不同。现多取用艾绒60克加入药粉（沉香、木香、乳香、茵陈、羌活、干姜、穿山甲各10克，麝香少许，研为细末）混

合而成，先取艾绒 25 克，均匀地铺在桑皮纸上，再取药末 6 克掺艾绒内混合后即后卷紧如爆竹状，外用鸡蛋清涂抹，再糊上桑皮纸 1 层，两头留空纸 3cm 许，捻紧阴干。使用时首先选定穴位，将药条一端点燃，上用 7 层棉布包裹，紧按在穴位上，若艾火熄灭可重新点燃，如此反复施灸 5~7 次。另外也可在选好的穴位上覆盖 5~7 层棉布或棉纸，将艾火隔着纸或布紧按在穴位上 1~2 秒，使药气温热透入深部，每穴按灸 10 次左右，接着再灸其他穴位。若艾火熄灭则重新点燃，若患者感觉太烫，可将艾火略提起，稍停热减后，再按穴上施灸。若用 2 支药艾条交替施灸，则热力可持续深透，效果更佳。本法适用于风寒湿痹、顽麻、闪挫肿痛等症。

②太乙神针：又称"太乙针"，是在"雷火针"的基础上发展而来。所用药物有艾绒 100 克，硫黄 6 克，麝香、乳香、没药、松香、桂枝、杜仲、枳壳、细辛、川芎、独活、穿山甲、雄黄、白芷、全蝎各 3 克。其艾条制作、操作及治疗范围同"雷火针"。

③三气合痹针：出自《种福堂公选良方》，所用药物有乳香、没药、牙皂、羌活、独活、川乌、草乌、白芷、细辛各五分，肉桂、苍术、雄黄、硫黄、山甲、樟冰各一钱，麝香三分，艾绒一两半。其艾条制作、操作及治疗范围同"雷火针"。

④百发神针：出自《种福堂公选良方》，"治偏正头风、漏肩、鹤膝、寒湿气、半身不遂、手足瘫痪、痞块、腰疼……俱可用。各按穴针之，乳香、没药、生川附子、血竭、川乌、草乌、檀香末、降香末、大贝母、麝香各三钱，母丁香四十九粒，净蕲艾绒一两或二两，作针。"

由上可看出，后 3 个方法与雷火针仅用方不同而已。

⑤艾火针衬垫灸：又称"衬垫灸"。取干姜片 15 克，汁 300ml，与面粉调和成稀浆糊，涂敷在 5~6 层的干净白棉布上，制成硬衬，晒干后剪成边长 10cm 左右的方块备用。施灸时将衬垫放在穴位上，再将药物艾条点燃的一端按在衬垫上，约 5 秒钟，待局部有灼热感即提起艾条，称为一壮，如此反复 5 次后更换穴位。以施灸处皮肤红晕为度。适用于关节痛、骨科痛证等。

3. 艾熏灸

是将艾绒点燃或用水煮，利用其烟或蒸气的热力熏蒸治病的一种方法，分为烟熏灸、蒸气灸、温灸器灸等。

（1）烟熏灸：把艾绒放在杯子内点燃，使热烟熏灸患处，以治腰痛、风寒湿痹证。适用于妇女、小儿及怕艾炷、艾条灸的患者。

（2）蒸气灸：用水煮艾，边煮边使其蒸气熏灸；或煮好后盛于盆中，用蒸气熏灸患处。适应证同烟熏灸。

（3）温灸器灸：是将艾绒放在温灸器内点燃后施灸的一种治疗方法。温灸器又称"灸疗器"，是一种特制的灸治器械，多为金属制成，其种类很多，但结构基本相同，均有内外2层，内层装艾绒，外层有小孔用于散热。操作时或平放于施灸部位，或在施灸部位来回温熨，使局部红晕发热为止。适用证同烟熏灸。

4. 艾铺灸

是将艾绒铺在穴位上而施灸的一种灸法。

（1）熨灸：将艾绒平铺在穴位上或患处，再盖几层布，用熨斗或热水杯在上面往返熨之，可发挥热熨及艾灸的双重作用。此法适用于风寒湿痹。

（2）日光灸：将艾绒平铺在穴位上或患处，在日光下曝晒（周围用物遮盖）；或借助聚光镜聚焦而施灸（以患者有温热感为度）。每次10~20分钟。此法适用于风寒湿痹。

【注意事项】

（1）对于内有实热、阴虚发热者不宜灸。

（2）对颜面、五官和有大血管的部位，不宜采用瘢痕灸。

（3）不宜灸孕妇的腹部和腰骶部。

（4）大饥大饱、劳累醉酒、情绪不宁时不宜施灸。

（5）皮肤破溃处一般不宜施灸；禁灸穴不施灸。

（6）施灸后，局部会遗有不同程度的烫伤状态。轻度者局部仅有微红的灼热征象，这种情况无须处理。较重者皮肤上出现水疱，水疱小者，只要注意不擦破，数天后可自行吸收而愈；如灸后局部水疱较大，可用消毒毫针刺破水疱使水液流出，或用消毒注射器抽去水液，再涂以碘伏，并以纱布包敷。如用瘢痕灸者，在灸疮化脓期要注意局部和敷料的清洁，待其自然愈合。

（7）施灸后当天需避风寒，保持情绪平稳，饮食素淡为宜，切忌生冷厚味。

（8）施灸后，不要立即用冷水洗手或洗澡。

（9）施灸后，要喝比平常量多的温开水（不能喝冰水），以帮助排出体内的毒素。

（10）施灸后，会发热、口渴、上火、皮肤瘙痒，有的还会起红疹、水疱，有疲倦、便秘、尿黄、出汗、牙痛、耳鸣、阴道不规则流血、全身不适等现象，可以艾灸足三里穴以引火下行，还可以多喝水，必要时停灸或隔天施灸，很快这些症状就会消失。若症状持续，可至医院专科处理。

三、督灸疗法

督灸是中医的一种传统外治法，基于传统中医外治法的理论，结合了传统灸法的特点。督灸的治病作用是多方面的，也是镇痛药物所不及的。它涵括了经络、腧穴、药物、艾灸、发疱等多种因素的综合优势，直对病所，以火攻之，充分发挥了经络、腧穴、药物、艾灸及发疱的综合治疗作用，具有益肾通督、温阳散寒、壮骨透肌、破瘀散结、通痹止痛的功效。通过在督脉的脊柱段上施以"隔药灸"，具有治疗时间长、作用持久、疗效可靠，且安全、无明显不良反应的特点。

【作用机制】

督灸可直接作用于发病部位，使治疗直达病所。此法是综合经络、腧穴、药物、艾灸、发疱的作用为一体，充分发挥温肾壮阳、行气破瘀、拔毒散结、祛寒利湿、通督止痛的功效。现代医学研究发现督灸可升高β- 内啡呔含量，并在此基础上调节免疫紊乱，减少免疫反应性炎性损伤，调节细胞因子，降低骨破坏指标，控制病情，改善畸形。

【适应证】

适用于督脉诸症和慢性、虚寒性疾病：颈椎病、肩周炎、类风湿关节炎、腰椎间盘突出症、骨性关节炎、骶髂关节炎、老年性骨质疏松症、股骨头坏死等，尤以治疗强直性脊柱炎疗效为佳。

【禁忌证】

合并有糖尿病、心脑血管、肝肾和造血系统等严重原发疾病、精神病患者及过敏体质、高血压病者禁用；哺乳期或崩漏的女性患者、孕妇禁用。

【选穴原则】

取大椎穴至长强穴处。（图1-6）

【操作方法】

1. 评估

（1）病室环境及温度。

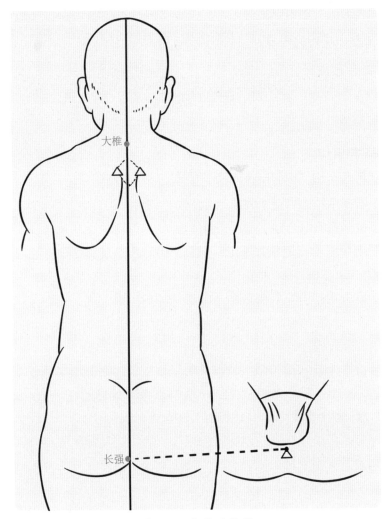

图 1-6　大椎至长强

（2）主要症状、既往史及是否妊娠。

（3）对热、艾灸气味的耐受程度。

（4）施灸部位皮肤情况。

2. 告知

（1）施灸过程中出现头昏、眼花、恶心、颜面苍白、心慌出汗等不适现象，及时告知护士。

（2）施灸后如出现轻微咽喉干燥、大便秘结、失眠等现象，无需特殊处理。

（3）个别患者艾灸后局部皮肤可能出现小水疱，无需处理，可自行吸收。如水疱较大，遵医嘱处理。

（4）灸后注意保暖，饮食宜清淡，24小时后洗澡。

3. 物品准备

治疗盘、弯盘、打火机、纱布、绷带、神灯、桑皮纸、姜绒、艾炷，必要时准备浴巾、屏风。

4. 基本操作方法

（1）核对医嘱，评估患者，排空二便，做好解释。

（2）备齐用物，携至床旁。

（3）协助患者取合理、舒适俯卧体位。

（4）遵照医嘱确定施灸部位：督脉，充分暴露施灸部位，注意保护隐私及保暖。

（5）在施灸部位撒督灸药粉、铺姜绒塑形、放艾炷，点燃艾炷，进行施灸。

（6）施灸方法：

①延脊柱大椎穴至长强穴铺督灸粉呈线状，铺桑皮纸或绷带（根据患者的身高），姜末塑形为长柱（长：根据患者的身高而定，宽：5cm，高2.5cm），放艾炷首尾相接，艾炷每隔2炷点燃。

②保暖，将暴露在外的双侧腹部用浴巾盖好，其他部位注意保暖，打开排风扇及时排出烟雾。嘱患者均匀呼吸，放松身体，上下肢体可适当活动，颈部尽量保持不动。

③调节好神灯，距离艾灸部位30cm，根据患者的感觉及时调整高度。

④艾灸期间巡视，及时更换艾炷，第一壮艾炷约20分钟燃烧完毕，待燃尽时续接下一壮，共灸三壮。

⑤询问患者感觉和温度，有无不适，观察局部皮肤，是否需要调整神灯的距离。询问患者是否能持续俯卧位，是否需要调整其他身体部位。

⑥三壮艾炷完全燃尽，治疗结束，手拿弯盘和压舌板将艾灰分离，或带有艾灰直接撤炷，从下至上或从上至下卷起撤离艾灸炷，用清洁纱布轻擦拭背部散落的姜末和艾灰，观察局部皮肤。协助患者着衣，取舒适卧位。

⑦操作完毕后，记录患者施灸的方式、部位、施灸处皮肤及患者感受等情况，有无出血病史或出血倾向、哮喘病史或艾绒过敏史。

⑧开窗通风，注意保暖，避免对流风。

【注意事项】

（1）调节饮食：要求患者在治疗前 7 天开始调节饮食，以清淡素食为主，多食用植物蛋白，如大豆、花生、蔬菜等等。忌食一切酒类和水产品、鸡、羊、狗肉及肥甘之品，以免降低疗效或发疱过大。

（2）注意室内温度的调节，关闭门窗和空调，打开排风扇，保持室内空气流通。

（3）取俯卧位，充分暴露施灸部位，注意保暖及保护隐私。

（4）施灸共 3 壮，每壮时间 20 分钟，每次治疗 1 小时以上，及时更换艾炷。

（5）施灸过程中询问患者有无灼痛感，调整神灯的距离。防止艾灰脱落烧伤皮肤或衣物，及时将艾灰清理入弯盘。

（6）注意观察皮肤情况，对糖尿病、肢体感觉障碍的患者，需谨慎控制施灸强度，防止烧伤。

（7）施灸完毕，注意保暖。

（8）施灸后局部皮肤出现微红灼热，属于正常现象。如灸后出现小水疱，无需处理，可自行吸收。如水疱较大，需立即报告医师，遵医嘱配合处理，用无菌注射器抽出疱液，并以无菌纱布覆盖。

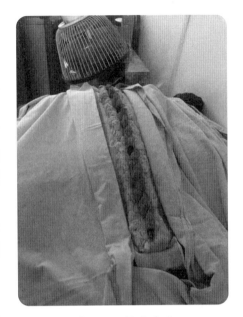

图 1-7 督灸疗法

（9）防火设备：治疗室内应准备 1 个水杯，贮存点燃过的火柴柄，以防火灾。

（10）医者在操作时要密切注意患者情况，防止由于患者活动引起的艾炷脱落；患者治疗结束后，医者应嘱其缓慢坐起，并在治疗床上静坐 5~10 分钟，以免出现体位性眩晕而摔倒。

四、脐疗法

脐疗法属于中医外治法的一种，简称脐疗。脐疗是指将药物做成适当剂型（如糊、散、丸、膏等）敷于脐部，或在脐部给以某些物理刺激（如艾灸、针刺、热熨、拔罐等）以治疗疾病的方法。换言之，脐疗是以脐（即神阙穴）处为用药或刺激部位，以激发经气，疏通经络，促进气血运行，调节人体阴阳与脏腑功能，从而防治疾病的一种方法。

肚脐，中医称之为"神阙穴"，是全身361个穴位中唯一看得见、摸得着的穴位，其特殊性及与全身的广泛联系，是其他任何穴位无法比拟的，被称为"先天之结缔，后天之气舍""五脏六腑之本，元气归藏之根"。脐，位于腹部正中央凹陷处，是新生儿脐带脱落后，遗留下来的一个生命根蒂组织，属于中医经络系统中任脉的一个重要穴位。神阙穴位于脐中，"神"指神气、元神、生命力；"阙"指门楼、牌楼、宫门等，又称为脐中、气舍、气合、维合、环谷、命蒂。对神阙穴名含义的解释主要有两种：一种是指神之所舍其中，即生命力所在处；另一种是指神气通行出入的门户，为胎儿从母体获取营养的通道，维持胎儿的生命活动。《医学原始》："人之始生，生于脐与命门，故为十二经脉始生，五脏六腑之形成故也。"故脐与人体十二经脉、五脏六腑、四肢百骸、皮毛骨肉有着密切的生理、病理联系。神阙穴位于任脉，而任脉属阴脉之海，与督脉相表里，共同司管人体诸经之百脉，所以脐和诸经百脉相通，脐又为冲任循环之所，且任脉、督脉、冲脉为"一源三歧"，故三脉经气相通。故神阙穴为经络之总枢，经气之海，通过任、督、冲、带四脉而统属全身经络，内连五脏六腑、脑及胞宫。

【作用机制】

《难经》中说："脐下肾间动气者，人之生命也，十二经之根本也。"神阙穴是任脉上的腧穴，具有温通阳气、健脾和胃、强壮祛病、养生延年的功效，其在风湿病中运用的具体机制如下。

1. 通经活络，行气止痛

脐通百脉，温热药贴脐后，能够通经活络，理气活血，达到"通则不痛"。适用于痹证，手足麻木及诸酸痛症。

2. 强壮祛病，养生延年

脐为先天之命蒂，后天之气舍，是强壮保健的要穴。脐疗可增强人体抗病能力，具有补脾肾、益精气之功。可调节风湿患者相关的虚劳诸疾、久病导致的神经衰弱和不寐少眠、多梦烦躁等症。

3. 通调三焦，利水消肿

脐疗能激发三焦的气化功能，使气机畅通，疏通经络隧道。可治疗三焦水道不通导致的小便不利、腹水、水肿、黄疸等病。

4. 健脾和胃，升清降浊

脐疗可增强脾胃功能，使清阳得升，浊阴下降，以健脾止泻，和胃降逆。一方面可用于长期服用激素、免疫抑制剂、非甾体抗炎药而导致的脾胃系疾病，如胃痛、痞满、反胃、呕吐、泄泻、痢疾、呃逆等；另一方面可用于风湿免疫病患者的免疫系统功能异常，使人体"阴平阳秘"，免疫功能复于稳定。

现代研究也表明，穴位及经络都与神经末梢、神经束、神经节有着密切关系，这也就是脐疗能促进人体神经、体液调节，从而改善组织器官功能、双向调节人体免疫的道理所在。

【适应证】

脐疗的功用及适应证非常广泛，对消化、呼吸、泌尿、生殖、神经、心血管系统均有作用。并能增强机体免疫力，可广泛用于内、外、妇、儿、皮肤、五官科疾病，并可养生保健。

脐疗在风湿病科主要应用如下。

（1）风湿免疫性疾病本身导致的胃肠道病变导致的腹痛、腹泻、腹胀、消化不良、便秘，如系统性红斑狼疮导致的假性肠梗阻、肠系膜血管炎、胰腺炎等。溃疡性结肠炎、克罗恩病导致的胃肠道病变。

（2）抗风湿药物、激素等药物不良反应导致的恶心、呕吐、胃脘痛、消化不良，不欲饮食等，如长期服用非甾体抗炎药物导致的胃肠道症状。或者应用免疫抑制剂导致的相关胃肠道症状，以及部分患者因长期病程或服药导致的胃肠道神经官能症等。

【选穴原则】

神阙穴（图 1-8）

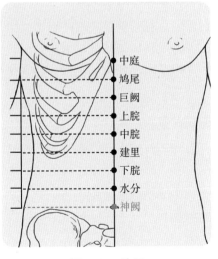

图 1-8 神阙

19

【操作方法】

（以脐灸法为例）

1. 评估

（1）病室环境及温度。

（2）主要症状、既往史及是否妊娠。

（3）对热、艾灸气味的耐受程度。

（4）施灸部位皮肤情况。

2. 告知

（1）施灸过程中出现头昏、眼花、恶心、颜面苍白、心慌出汗等不适现象，及时告知护士。

（2）施灸后出现轻微咽喉干燥、大便秘结、失眠等现象，无需特殊处理。

（3）个别患者灸后局部皮肤可能出现小水疱，无需处理，可自行吸收。如水疱较大，遵医嘱处理。

（4）灸后注意保暖，饮食宜清淡，24小时后洗澡。

3. 物品准备

艾炷、治疗盘、面碗、打火机、镊子、弯盘、纱布，必要时准备浴巾、屏风。

4. 基本操作方法

（1）核对医嘱，评估患者，排空二便，做好解释。

（2）备齐用物，携至床旁。

（3）协助患者取合理、舒适的仰卧体位。

（4）遵照医嘱确定施灸部位：神阙穴。充分暴露施灸部位，注意保护隐私及保暖。

（5）在施灸位放置脐灸药粉、面碗，点燃艾炷，进行施灸。

（6）施灸方法：

①温水清洁脐部（可提前让患者清洗好），取脐灸药粉填满神阙穴（药量根据患者肚脐的大小加减），放面碗至填满的神阙穴上，面饼内放艾炷，点燃。

②调节神灯至距离艾炷30cm处，定时，裸露的两侧腹部用浴巾盖好保暖，其他部位也要注意保暖。

③每 15 分钟换 1 炷，待 1 炷燃尽时续接下一个艾炷，共灸 6 炷。

④交待注意事项：治疗过程中避免大笑和咳嗽，均匀呼吸，手自然放于身体两侧，可适当活动。打开排风扇。

⑤施灸过程中询问患者有无不适，询问患者感觉和温度，观察局部皮肤，有无需要调整神灯的距离。

⑥待 6 炷艾炷完全燃尽，治疗结束，将面碗撤离，将留在脐部的药粉用敷贴封存于穴位里。24 小时后，温水清理干净脐部。

（7）观察皮肤情况，如有艾灰，用纱布清洁局部皮肤，协助患者着衣，取舒适卧位。

（8）操作完毕后，记录患者施灸的方式、部位、施灸处皮肤及患者感受等情况。有无出血病史或出血倾向、哮喘病史或艾绒过敏史。

（9）开窗通风，注意保暖，避免对流风。

【注意事项】

（1）注意室内温度的调节，关闭门窗和空调，打开排风，保持室内空气流通。

（2）取仰卧位，充分暴露施灸部位，注意保暖及保护隐私。

（3）施灸共 6 炷，每炷时间 15 分钟，每次治疗 1.5 小时以上，及时更换艾炷。

（4）施灸过程中询问患者有无灼痛感，调整神灯的距离。防止艾灰脱落烧伤皮肤或衣物，及时将艾灰清理入弯盘。

（5）注意观察皮肤情况，对糖尿病、肢体感觉障碍的患者，需谨慎控制施灸强度，防止烧伤。

（6）施灸完毕，以敷贴将药粉封于脐部内，24 小时后揭开，温水清洗脐孔，注意保暖。

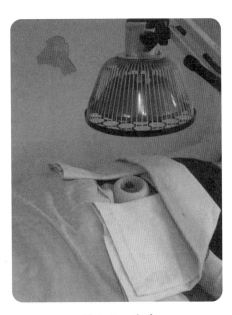

图 1-9 脐疗

（7）施灸后局部皮肤出现微红灼热，属于正常现象。如灸后出现小水疱，无需处理，可自行吸收。如水疱较大，需立即报告医师，遵医嘱配合处理，用无菌注射器抽出疱液，并以无菌纱布覆盖。

五、热敷疗法

热敷疗法是一种采用将药物加热后局部外敷的方式来改善局部经络气血运行，实现祛风散寒除湿、行气活血散瘀、祛湿化痰通络等功效，达到邪去正安目的的治疗方法，古代称为熨法。《厘正按摩要术·熨法》曰："每遇病者食积痰滞，结于胃脘，宜辛开苦降以治之。设误服攻下大剂，正气已伤，积滞未去，此时邪实正虚，无论攻下不可，即消导破耗之剂，并不敢施，惟有用熨法外治。"中药热敷疗法，有温热肌肤、行气活血、舒筋通络、解表散寒、祛瘀止痛、调和脏腑等功效。热敷疗法大致可分为药物热敷疗法、沙热敷疗法、砖热敷疗法、水热敷疗法、醋热敷疗法、姜热敷疗法、葱热敷疗法、盐热敷疗法、蒸饼热敷疗法及铁末热敷疗法等。

【作用机制】

中药热敷疗法是使药物直接透过皮肤，通过经络血脉传递，利用不同药物的性味作用，由经脉入脏腑，输布全身，直达病所；并利用适宜温度刺激，使局部血管扩张，促进血液循环，增加局部的药物强度，改善周围组织的营养，从而起到行活血化瘀、运行气血、清营凉血、消肿止痛、促进血管新生的作用。中药热敷疗法适合于各种闭合性损伤、肢体经络病、各种痛证。

【适应证】

热敷疗法适用于各种以关节疼痛、肿胀、晨僵等不适感为主要表现的风湿病。主要包括风湿症状、类风湿关节炎、骨关节炎、强直性脊柱炎、腰椎间盘突出等颈腰椎病变。

【处方举隅】

临床应用应灵活掌握，根据辨证进行方药配伍，并选择合适的经络穴位。目前常用的具体热敷处方举例如下。

（1）散寒除湿方：防风 25 克，羌活 25 克，川乌 25 克，独活 25 克，草乌 25 克，秦艽 25 克，钩藤 25 克，桑枝 25 克，乌梢 25 克，桂枝 25 克，伸筋草 25 克，透骨草 25 克，全蝎 25 克，细辛 15 克，鸡血藤 25 克，艾叶 25 克。将以上中药混合放入无菌纱布袋密封，将药包用水浸透，浸泡 20 分钟，放入专用的热锅中进行加热，约 25 分钟后拿出，趁热包裹于患者疼痛处，每日热疗 20~40 分钟，待药包无热量后取下。每日热疗 1 次，持续治疗 1 个月。（《北方药学》）

（2）治寒湿痹痛方：干姜60克，干辣椒30克，乌头2克，木瓜25克，水2000ml。将上药放水中煮30~40分钟。将煎好的药趁热熏患部，后将药汁倒出，用干净毛巾蘸药汁热敷患部。如此反复2~3次，每日早晚各1次。（《中医杂志》）

（3）摩腰丹腰部敷贴：附子尖、川乌尖、南星、朱砂、干姜各3克，雄黄、樟脑、丁香、麝香各1.5克，共为末。每次用3克，姜汁调匀，烘热，置掌中摩腰，令腰热，用纱布固定，敷贴12小时后取下，每日1贴，连用7天。（《临床医药文献电子杂志》）

（4）寒湿腰痛外用方：祖师麻、秦艽、威灵仙、杜仲、补骨脂各20克，细辛、延胡索各10克。上述7味中药粉碎，过100目筛后，用鲜生姜汁调成膏状。患者取俯卧位，背部从颈椎至尾椎涂抹调制好的药膏，其上加以热水袋热敷治疗。（经验方）

（5）治风湿腰痛方：用蒴藋叶火燎，厚铺床上，及热卧眠上，冷复易之。冬月采取根春碎，熬及热，准上用，兼疗风湿冷痹，及产妇人患伤冷，腰痛不得动亦用弥良。（《外台秘要》）

（6）治腰痛方：用糯米一二升，炒极热，盛长袋中，缚于痛处。细研八角茴香三钱，以盐酒调服。（《种杏仙方》）

（7）增生热敷粉治骨质增生：红花6克，归尾12克，桃仁6克，生南星12克，生半夏12克，生川乌9克，生草乌9克，白芥子3克，细辛、小牙皂各4.5克，羌活9克，独活9克，冰片3克，樟脑15克，松香6克，共研细末。将药末加白酒拌湿，文火炒热，先熨患处半小时，凉了再加酒炒热，反复熨。每次敷7~8小时，每天1次，每剂可用1~2次。（《中药贴敷疗法》）

（8）治脊椎骨质增生方：取钢铁末1500克，陈醋100ml。采用钢铁末热敷疗法，热敷患处，每次6小时，每天1次，连续7天。每次都应换新的钢铁末，并视疼痛面积和脊椎增生节数多少，增减用之。（《中国民间疗法》）

（9）骨刺消痛方：威灵仙30克，川芎30克，赤芍20克，红花20克，防风20克，透骨叶30克，伸筋草30克，桂枝20克。以上诸药用白布包起，加米醋2000ml，煮沸30分钟，熏蒸患处；待药液不烫手时，把煮好的药袋置于患处热熨，每次20分钟，凉后可重新加温。每天2~3次，3天即可见效。（经验方）

（10）治脚、手关节酸痛方：鲜文殊兰叶，切碎，调麻油，烘热贴患

处，每日 1 换。(《泉州本草》)

（11）治筋挛搐，脚膝筋急痛方：煮木瓜烂研，裹痛处，冷则易，一夜四五度，热裹即瘥，入酒同煮。(《种杏仙方》)

【禁忌证】

（1）发热患者及患热证者不宜使用。

（2）皮肤过敏、皮肤感染者不宜使用。

（3）对相关药品过敏者不宜使用。

【操作方法】

（1）药包热敷法：将药物在锅内煮热，用 900cm2 的白布（或纱布）2~4 块，将药包好。根据病情，让患者取坐位或卧位，以充分暴露患病部位，且又能使患者舒适。将药包放置在患病部位上。一般每次热敷 30 分钟左右，每天 1~2 次。

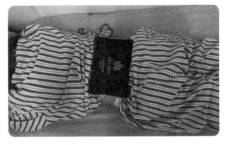

图 1-10　热敷疗法

（2）药液热敷法：将已配好的中药放入药锅内，加入适量的水煎煮 40 分钟左右，去渣存汁。取 2~4 块约 30cm × 30cm 大小的纱布垫，浸泡在药液内。待布垫在药液内充分浸泡后捞出，挤去多余的水，然后置于患病处。将布垫分为 2 个部分，轮流持续热敷。一般每次 20~60 分钟，每天 1~2 次。

（3）手蘸药物热敷法：将已选配好的中药放入药锅内，加入 1500ml 的清水，浸泡半小时左右。将药锅放在火上，先用武火将水烧开，再用文火煎 40 分钟左右，从火上端下。把药带汤一齐倒入事先准备好的小盆内，放置待药汤温度比体温稍高（约 40~50℃）时，将患肢置于盆的上方，用手将药敷于患处，外裹一布，以防药物掉下。药冷后，或将热药汁淋于药上，或将药取下，放入锅内重新加热。本法只适用于四肢部位的疾患。

（4）热水袋敷法：将热水（水温约 60~70℃）灌入热水袋内，水不宜灌得太满，并将水袋内的空气排空，然后拧紧盖子。热水袋外包裹一块毛巾。患者取合适的体位，将热水袋放在需要敷放的部位。如果没有热水袋，可用橡皮袋，或高温瓶、旅行水壶等代之。

（5）水湿热敷法：将纱布或毛巾浸泡于热水中 5 分钟。患者取合适的体位，将热毛巾或纱布捞出，拧去多余的水后，趁热敷于患处。一般根据病情确定热敷时间，但不宜过长。

（6）砖热敷法：首先选择 2 块大小适中、干净的青砖用火（最好是炭火或煤火）烘热，用少许清水淋湿备用。患者取合适的体位，最好使需敷处与水平面平行，在需敷处放上 4~5 层纱布或 2 层毛巾，然后将热度适当的砖放置在纱布或毛巾上。2 块砖轮流热敷，热敷时间一般不宜超过 1 个小时。

（7）醋热敷法：将 240 克左右粗盐放入铁锅，在火上炒爆后，即用陈醋（越陈越好）约半小碗洒入盐内，边洒边搅动，务求搅拌均匀；醋洒完后，再略炒一下，迅速倒在事先准备好的布包内，包好后趁热放在患者患处。

（8）姜热敷法：先取生姜大约 500 克（不去皮），洗净后捣烂，挤出一些姜汁倒在碗内备用。然后将姜渣放在锅内炒热，用一块布包好，在患者患处热敷。如果姜渣包凉了，便将姜渣重倒入锅里，加些姜汁炒热后再敷。如此反复数次。

（9）葱热敷法：取新鲜葱白大约 500 克，捣烂后放入铁锅内炒热（加些生盐同炒亦可），炒热后，趁热用布包裹，扎紧，放在患处。

（10）鹅卵石热敷法：用鹅卵石约 1000 克，放在铁锅内，急火爆炒，然后趁热用毛巾包裹，外面包一层布（或直接用布包），放在患部热敷。

（11）沙热敷法：操作同鹅卵石热敷法。亦可取一些没有棱角的小石块，炒热后用布包热敷。

（12）铁末热敷法：收集锯钢铁时落下的细末，洗净油泥，倒进锅里炒至发红，倒出晾凉。缝一布袋装之，并往铁末上倒 100ml 陈醋，用两手反复搓揉布袋（注意装入袋内的钢铁末只能占布袋总容量的 1/3），使钢铁末与醋调匀；搓 10 分钟至钢铁末发热，再搓 10 分钟即可。把布袋拍成饼状，外裹毛巾，下垫一层塑料布，在患者患处压住布袋。

【注意事项】

（1）进行热敷时，应根据患者的不同病情、不同的病变部位来确定患者应采取的体位，务求患者感到舒适。

（2）在热敷前，尤其是直接热敷前，医者应先以自己的手试试热度是否适宜。如果温度过高，要待温度适中后再热敷；或将热敷的包袋外面加厚包布，以避免烫伤皮肤。既要使患者对热敷的热度能够忍受，并感到舒适，又要使热敷达到治病的目的。

（3）用以外包的布袋，要事先检查好，使用时要将口扎紧，防止在热敷时布包散开，或漏出包内东西而烫伤患者。

（4）在使用热水袋或高温瓶前，要检查一下是否有漏（渗）水。

（5）患者在热敷过程中，如感不适，或局部有不良反应，应立即停止热敷，改用其他疗法治疗。还要防止在热敷中温度过高，患者出汗过多而引起虚脱。

六、热蜡疗法

热蜡疗法是将黄蜡、石蜡或地蜡制成液态或半固态，涂布或热敷于局部以治疗疾病的一种方法，简称"蜡疗"，属于温热疗法的一种。将加热熔化后的蜡，涂敷在患部，可以改善局部的血液和淋巴循环，增强局部新陈代谢，有利于血肿和水肿的消散；由于温热的作用，又能调节局部的微环境，增强细胞的通透性，强化局部的免疫功能。因此本疗法对各种慢性风湿系统疾病如关节炎、滑囊炎及腱鞘炎等有良好的疗效。蜡中含有油质，对皮肤及肌腱、韧带及其他结缔组织有润滑、软化及恢复弹性的作用，因此对关节强直、瘢痕挛缩、手术后粘连等关节活动功能障碍等有改善活动功能的作用。

【作用机制】

医用蜡热容量大、导热率低、散热慢、具有可塑性等特点，能阻止热的传导，气体和水分不易消失。蜡疗时，其保温时间可长达 1 小时以上，且能密贴于体表；此外还可以通过加入一些其他药物进行协同治疗。医用蜡中的化学成分能刺激上皮组织生长，有利于皮肤表浅溃疡和创伤的愈合。但由于石蜡是化学提炼出来的，长久使用对人体有害，会造成皮肤过敏、红肿、黑色素沉淀等，故不宜久用。

【适应证】

（1）蜡疗在软组织损伤中的应用：软组织损伤临床上较常见，主要包括腰肌劳损、肩周炎、网球肘、高尔夫球肘等一些肌肉韧带的慢性损伤，如治疗不及时，可导致肌肉韧带的萎缩、挛缩、退变和粘连，并可反复发作。通过蜡疗，可以改善局部症状，减轻肿胀，消除疼痛，松弛肌肉，改善血液循环，使淋巴回流增加。

（2）蜡疗在腰椎间盘突出症中的应用：蜡疗可以通过温热作用，可使局部毛细血管扩张，加快新陈代谢，促进炎症物质的吸收，改善局部的充血水肿，进而减轻对神经根的压迫和刺激，患者症状可很快减轻并逐渐消失。

（3）蜡疗在关节炎中的应用：蜡疗可通过改善循环、促进炎症因子吸收等作用，促进局部渗出的吸收，消除肌痉挛，增加软组织的伸展性，达到恢复关节功能的目的。

【禁忌证】

（1）局部皮肤有破溃或感染者禁用此疗法。

（2）高热、恶性肿瘤、活动性结核病、有出血倾向的患者禁用此疗法。

（3）高血压、心功能衰竭、肾衰竭等基础病未有效控制的患者禁用此疗法。

（4）孕妇、婴幼儿等均禁用此法治疗。

【操作方法】

1. 评估

（1）病室环境及室温。

（2）主要症状、既往史及过敏史。

（3）对热的耐受程度。

（4）体质及局部皮肤情况。

2. 告知

（1）基本原理、作用及简单操作方法。

（2）衣着宽松。

（3）局部有灼热感或出现红肿、丘疹等情况，应及时告知护士。

（4）操作时间一般为 30~60 分钟。

3. 物品准备

治疗盘、备好的蜡、纱布、搪瓷盘或铝盘、塑料布、棉垫、绷带或胶布、测温装置，必要时备屏风、毛毯、小铲刀、排笔、毛巾等。

4. 基本操作方法

（1）核对医嘱，评估患者，做好解释，确定蜡疗部位。嘱患者排空二便，调节室温。

（2）备齐用物，携至床旁，协助患者取舒适卧位，充分暴露蜡疗部位皮肤，注意保暖及隐私保护。

（3）清洁局部皮肤，若采取手足浸蜡法，则应协助患者清洗手足。

（4）根据患处情况，选择合适的蜡疗方法。常用蜡疗方法有黄蜡疗法、石蜡疗法和地蜡疗法 3 种。

①黄蜡疗法：嘱患者取合适的体位，暴露出治疗部位。用白面和成面泥，搓成直径1~2cm的细长条，围在患处四周，面圈内撒上黄蜡屑或敷上黄蜡饼，圈外围橡皮垫或数重布，以防火热熏烤到健康皮肤。白面圈内黄蜡屑均匀布至0.8~1.2cm厚，然后用铜勺盛炭火在蜡屑上面烤烘至蜡熔化，随化随添蜡屑，至蜡与面圈平满为度。也可以在面圈内敷蜡饼，饼如铜钱样厚，上铺艾绒；用火柴将艾绒点着，使蜡熔化。待蜡冷后去掉。1日或隔日1次。治疗期间忌房事。

②石蜡疗法：根据疾病的性质和部位，嘱患者取适当的体位（坐位或卧位）。治疗前，局部要清洗擦净，毛发处涂以凡士林。然后按照规定的方法进行治疗。治疗结束后，除去石蜡，拭去汗液，穿好衣服休息15~30分钟，出汗过多的患者应补充盐水饮料和热茶。石蜡疗法的常用方法有以下几种。

液蜡浸泡法：将常温下为固态的石蜡加热至54~56℃，此时成为液态。将加热后的液状石蜡，用毛刷蘸取，迅速在治疗部位上均匀地涂擦几层薄蜡。薄蜡冷却后，会凝结成紧缩的软蜡壳，形成导热性低的保护层。可让患者缓慢将治疗部位浸入装有液态蜡的容器内，注意控制温度，避免烫伤。如觉温度过高即退出，温度合适后再浸入。治疗结束后依次用床单和棉被裹好保温。每日或隔日治疗1次，每次治疗30~60分钟，20次为1个疗程。

蜡布敷贴法：将消毒纱布垫浸蘸热蜡液，冷却到患者所能耐受的程度，敷贴在治疗部位上。然后再用另一块较小的浸有60~65℃蜡液的纱布垫，盖在第一块纱布垫的上面，用油布、床单、棉被依次裹好，保温。每日或隔日治疗1次，每次治疗时间30~60分钟，20次为1个疗程。

蜡饼敷贴法：取一瓷盘，大小依病变部位的面积而定，盘内铺一层胶布。将石蜡加热熔化，倒入盘内，厚约2~3cm。待表层石蜡冷却凝固后（表层温度为50~53℃，内层温度为54~58℃），连同胶布一起取出，敷在患处。也可将熔化的石蜡液倒入无胶布的盘中，待冷却成饼之后，用刀子将石蜡与盘边分开，取出放在患处。然后盖上油布，再用布单、棉被包裹保温。每次治疗30~60分钟，每日或隔日1次，20次为1个疗程。

蜡袋热敷法：将加热熔化后的石蜡液装入橡皮袋内，石蜡液要占橡皮袋容积的1/3，橡皮袋的大小依病变部位的面积而定。将石蜡液冷却到患者能忍受的温度，敷于患处。

药蜡疗法：川椒、小茴香、透骨草、威灵仙、皂角、延胡索、川芎、独活、干姜、乳香、没药，按3：3：3：3：3：2：2：2：2：1：1

的比例配备药物，研细粉备用。将医用白蜡450克、凡士林100克、水150ml放入规格为1200ml的塑料微波专用保鲜盒中（带盖），使用微波炉中火加热15分钟；待蜡融化后加入上述药粉250克，混匀；冷却后即为制备的中药蜡膏。治疗时将提前制备好的一盒药蜡放入微波炉中，中火加热5分钟，将药蜡溶解到50~60℃左右，取出药蜡后用木铲将溶解的药蜡翻匀，待药蜡稳定降至40~45℃之间（温度因患者耐受程度不同可适当调整，以患者能耐受为准）涂抹在需要治疗处，厚度为1.5cm左右。在药蜡上依次覆盖一次性塑料薄膜、厚毛巾进行保温。

③地蜡疗法：地蜡取自石油，熔点为52~55℃，其性质、作用、使用方法与石蜡相同。

【注意事项】

（1）石蜡加热必须采用隔水加热的方法，以免烧焦或燃烧。注意防火、防烧烫伤。

（2）用过的蜡，其可塑性及黏滞性均降低，会影响蜡疗的机械作用，所以每次重复使用时应加入15%~25%的新蜡。

（3）应用在创面、溃疡面的蜡不可再用于蜡疗。

（4）蜡疗的温度要因人、因病制宜，过热、过冷都不好。对湿热耐受力差的患者，宜用蜡饼敷贴法治疗。

（5）医用蜡中不应含有水分，以免引起烫伤。如在加热熔化时，出现"啪啪"声和泡沫，则表示有水分。脱水的方法是将蜡加热至100~110℃，同时不断搅拌泡沫至"啪啪"声消失。

七、涂擦疗法

涂擦，一般与涂搽、搽擦、外搽同义，是将药物制成流质或半流质药剂，直接涂抹于患处，或同时配合手法摩擦，以治疗疾病、养生保健的一种外治法。《素问·血气形志篇》曰："经络不通，病生于不仁，治之以按摩醪药。"外搽药物有祛风除湿、消炎镇痛等作用，使用时通过手法搓擦，既可起到按摩作用，还可增加药物的渗透性，此为治风湿病的常用方法。

水剂、油剂、酒剂是涂擦疗法的常用制剂：水剂是将所有药物用粉碎机先粉碎为末，加入水或鲜植物汁液制成液体或半流质的药剂；油剂是将药物由植物油等煎熬，去渣制成；酒剂又称酊剂，是用白酒或乙醇溶液浸泡药物，放置一定时间后过滤去渣而成。

【适应证】

涂擦疗法适用于各种以关节肌肉疼痛、麻木等不适为主要表现的风湿病，主要包括风湿症状、膝骨关节炎、类风湿关节炎、强直性脊柱炎、腰椎间盘突出等颈腰椎病变。

【处方举隅】

临床应用应灵活掌握，根据辨证合理配伍方药、选择合适的经络穴位。目前常用的涂擦方药组成及具体适用病症举例如下。

（1）自拟中药酒疗方治疗风湿疼痛：细辛、防风、羌活、独活、红花、伸筋草、透骨草各30克，骨碎补、川乌、草乌、三棱、莪术、乳香、没药、附子各50克。将上药浸泡于75%酒精液中，浸泡1周后取出滤液。将预置好适宜关节部位大小的纱布垫浸透，置于关节处。（经验方）

2. 立患丹治湿气两腿作痛：艾叶二两、葱头一根（捣烂）、生姜一两五钱（捣烂）。上药用布共为一包，蘸极热烧酒擦患处，以痛止为度。（《万病回春》）

3. 祛风利湿外用中药，主治类风湿关节炎、膝骨关节炎：桃仁20克、细辛10克、赤芍20克、黑附片15克、花椒30克、防风15克、当归30克、鸡血藤10克、艾叶15克、独活25克、羌活25克、透骨草30克、红花20克。热重去黑附片加白花蛇草、忍冬藤；畏寒重加干姜；湿重加薏苡仁、苍术。前药水煎后去渣取液，加白酒50ml，以增温经祛寒之功效。待水温38~42℃时浸洗。每天2次，每次浸泡半个小时，以微微汗出为宜，水温降低可随时添加热药汁保持温度。20天为1个疗程。（经验方）

4. 红灵酒治皮痹：生当归6克（切片），杜红花30克，花椒30克，肉桂60克（薄片），樟脑15克，细辛15克（研细末），干姜30克（切碎片）。上药用50%乙醇溶液1000ml，浸泡7天备用，搽擦患处，每次10分钟，每日2次。（《痹证通论》）

5. 筋骨酸痛药水治筋骨酸痛。生川乌、生草乌、生南星、香白芷、甘松、苏木屑、新红花、西羌活、片姜黄、山奈、生川军、威灵仙、樟脑、炙乳香、炙没药各适量。上药切片或捣碎，用高粱酒、醋等量浸渍，十余日后滤去渣，取出备用。先用手掌揉搓酸痛局部，待其肌肤温热柔和，用药棉蘸药水擦患处，先将药水稍加温后用药棉蘸药水擦患处，至肤热为度。（《中国中医秘方大全》）

【禁忌证】

（1）局部皮肤存在破溃或者感染禁用。

（2）存在严重的全身性疾病如未控制的高血压、心力衰竭、呼吸衰竭等情况时禁用。

（3）对制剂相关成分过敏者禁用。

【操作方法】

1. 评估

（1）病室环境，温度适宜。

（2）主要症状、既往史、药物过敏史、是否妊娠。

（3）对疼痛的耐受程度。

（4）涂药部位的皮肤情况。

2. 告知

（1）涂药后如出现痛、痒、胀等不适，应及时告知护士，勿擅自触碰或抓挠局部皮肤。

（2）涂药后若敷料脱落或包扎松紧不适宜，应及时告知护士。

（3）涂药后可能出现药物颜色、油渍等污染衣物的情况。

（4）中药可致皮肤着色，数日后可自行消退。

3. 物品准备

治疗盘、中药制剂、治疗碗、弯盘、涂药板（棉签）、镊子、盐水棉球、纱布或棉纸、胶布或弹力绷带、治疗巾等，必要时备中单、屏风、大毛巾。

4. 基本操作方法

（1）核对医嘱，评估患者，做好解释，调节病室温度。

（2）备齐用物，携至床旁。根据涂药部位，取合理体位，暴露涂药部位，必要时用屏风遮挡。

（3）患处用生理盐水棉球清洁皮肤并观察局部皮肤情况。

（4）将中药制剂均匀涂抹于患处，或涂抹于纱布后外敷于患处，范围以超出患处 1~2cm 为宜。

（5）各类剂型用法：混悬液应先摇匀后再用棉签涂抹；水、酊剂类药物可用镊子夹棉球蘸取药物涂擦，干湿度适宜，以不滴水为度，涂药均匀；膏状类药物可用棉签或涂药板取药涂擦，涂药厚薄均匀，以 2~3cm 为宜；霜剂应用手掌或手指反复擦抹，使之渗入肌肤。对初起有脓头或成脓阶段的肿疡，脓头部位不宜涂药。乳痈涂药时，应在敷料上剪缺口，使乳头露出，利于乳汁的排空。

（6）根据涂药的位置、药物的性质，必要时选择适当的敷料覆盖并固定。

（7）涂药过程中随时询问患者有无不适。

（8）操作完毕，协助患者着衣，安排舒适体位。

【注意事项】

（1）婴幼儿颜面部慎用；过敏体质者及妊娠患者慎用。

（2）涂药前需清洁局部皮肤。

（3）涂药不宜过厚，以防毛孔闭塞。

（4）涂药后，应观察局部及全身的情况。如出现丘疹、瘙痒、水疱或局部肿胀等过敏现象，应停止用药，将药物擦洗干净并报告医生，配合处理。

（5）患处若有敷料，不可强行撕脱，可用生理盐水棉球沾湿敷料后再揭，并擦去药迹。

（6）对酒精过敏者禁用酊剂。

（7）局部有开放性伤口时不用此法。

八、穴位注射疗法

穴位注射疗法是用注射器在人体腧穴中注入某些药液或气体等，通过药物和穴位的双重作用，从而达到防治疾病目的的一种疗法。由于注入物的不同，又分为穴位注药疗法（中西药针剂）、穴位注水疗法（生理盐水、低浓度葡萄糖溶液）、穴位注气疗法（空气、氧气）等。

本疗法有以下优点：①具有针刺、注射物对穴位刺激及药理作用的综合效能。②减少了针刺留针的时间，并且一般患者在穴位注射后即可随意活动。③穴位注射后，机体吸收需要一定时间，可在穴位内维持较长时间的刺激。④由于是穴位注射，药物用量一般比常规偏低，所以可减轻某些药物的不良反应。

【作用机制】

1. 止痛作用

大量的临床资料和实验结果证实，穴位注射与针刺一样，可以兴奋多种感受器，产生针感信号，通过不同的途径到达脊髓和脑。局部刺激信号进入中枢后，可以激发许多神经元的活动，释放出多种神经介质，其中就有 5- 羟色胺、内源性吗啡物质，这些物质的释放可起到止痛作用。

2. 防御作用

穴位注射可以增强体质，预防疾病，主要是因其针刺可以激发体内的防御机制。免疫是机体识别和清除外来抗原物质和自身变性物质，以维持机体外环境相对恒定所产生的一系列保护性反应。

3. 调整作用

穴位注射对人体的消化、呼吸、循环、泌尿等系统均有不同程度的调整作用。如对消化系统的调整作用，主要表现在可解除胃肠平滑肌痉挛、调整消化液分泌、调整胃肠蠕动等方面，其调节作用是双向的，当功能亢进时，通过穴位注射使其功能减弱；当功能低下时，通过穴位注射使其功能增强。

【适应证】

穴位注射法在风湿病科中的应用：

（1）风湿病本身导致的各种关节疼痛症状或相关内脏症状（如恶心、呕吐、胸闷、心慌）等。

（2）风湿病所导致的并发症，如心理情绪障碍导致的心烦、失眠、记忆力减退等。

（3）药物导致的相关不良反应，如腹痛、腹泻，恶心、呕吐，消化不良等。

【选穴原则】

与针灸取穴相同，可取肩髃、曲池、臂中、合谷、环跳、足三里等为主穴。

指关节肿痛可选用八邪；腕关节肿痛，选用阳溪、大陵；肘关节痛取曲泽；肩关节痛取肩髃；髋关节痛取风市；膝关节病取犊鼻；脊柱痛取华佗夹脊（华佗夹脊穴在第 1 胸椎棘突下至第 5 腰椎棘突下，每椎棘突下旁开 5 分处，计 17 对，共 34 穴）。在疼痛的脊椎旁注射药液，一般每次取 2~8 穴，隔日注射 1 次，10 次为 1 个疗程。（图 1-11~ 图 1-17）

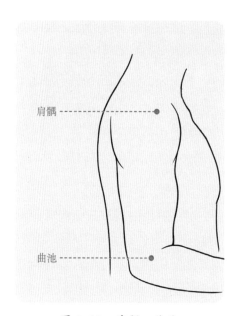

图 1-11　肩髃、曲池

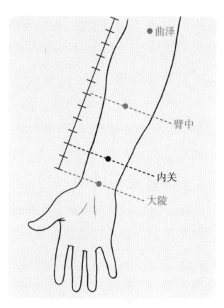

图 1-12　臂中、大陵、曲泽

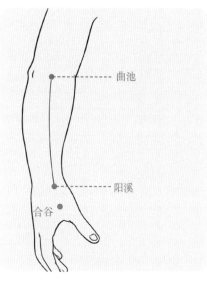

图 1-13　曲池、合谷、阳溪

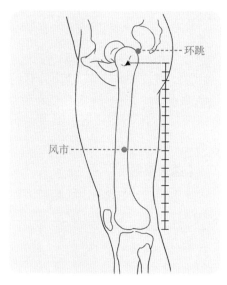

图 1-14　环跳、风市

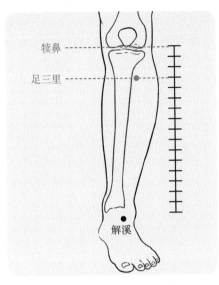

图 1-15 足三里、犊鼻

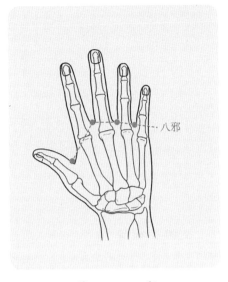

图 1-16 八邪

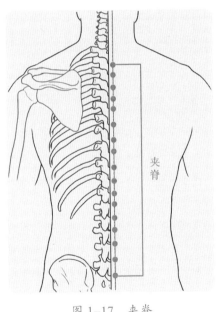

图 1-17 夹脊

【操作方法】

穴位注射疗法常用的有注射器、针头。注射器可用 2~20ml，针头可选用 5~7 号或封闭用长针头，以细针头为佳。根据病情需要及药物的功效，选用可作肌内注射的中西药注射液或氧气等。临床常用的中药注射液有当归、红花、丹参、板蓝根、威灵仙、川芎、徐长卿、肿节风、柴胡、鱼腥草等；西药注射液有维生素 B_1、维生素 B_{12}、维生素 C、0.2%~2% 盐酸普鲁卡因、0.5%~1% 利多卡因、哌替啶、阿托品、抗生素、生理盐水、风湿宁、骨宁、5%~10% 葡萄糖注射液等。用量详见用药说明中的要求，也可根据病情体质部位酌定。择其有效主治穴位 1~4 个，以肌肉丰厚处为宜；也可选取疼痛最明显处为穴位注射点，但要根据病情而定。对于较长的肌肉，可取肌肉的起止点。若为腰椎间盘突出症，可将药物注入神经根附近。亦可选用病理情况下出现的阳性反应物，如条索状、结节状等处作为注射穴位，亦可根据经验取穴。

1. 评估

（1）主要症状、既往史、药物过敏史、是否妊娠。

（2）注射部位局部皮肤情况。

（3）患者对疼痛的耐受程度及合作程度。

2. 告知

注射部位出现疼痛、酸胀的感觉属于正常现象，如有不适及时告知护士。

3. 物品准备

治疗盘、药物、一次性注射器、无菌棉签、皮肤消毒剂、污物碗、利器盒。

4. 基本操作方法

（1）核对医嘱，评估患者，做好解释，嘱患者排空二便。

（2）配制药液，根据选定的穴位及药物用量的不同，选择合适的注射器和针头，用注射器吸入药物。

（3）备齐用物，携至床旁。

（4）协助患者取舒适体位，暴露局部皮肤，注意保暖。

（5）遵医嘱取穴，通过询问患者感受确定穴位的准确位置。

（6）常规消毒皮肤。

（7）再次核对医嘱，排气。

（8）一手绷紧皮肤，另一手持注射器，对准穴位快速刺入皮下，然后用针刺手法将针身推至一定深度，上下提插至患者有酸胀等"得气"感应后，回抽确认无回血，即可将药物缓慢推入。推药的速度依病情、患者体质等定夺。若注入较多药液时，可边退边推药，或将注射器更换几个方向注射药物。当采用穴位注射空气或氧气时，可将消毒的空气或氧气按无菌操作规程抽进注射器，注入穴位，操作方法同上。注射量：肢端一般为1~2ml，躯干、四肢和肌肉丰厚之处以3~5ml为宜。

（9）注射完毕拔针，用无菌棉签按压针孔片刻。

（10）观察患者用药后症状改善情况，安置舒适体位。

【注意事项】

（1）要严格遵守无菌操作规程。使用药物之前，要检查有无沉淀、变质及是否超过有效期等。

（2）对所用药物的性质、作用、浓度、用量及不良反应应充分掌握。2种以上药物混合使用时，须注意配伍禁忌。

（3）凡能引起过敏反应的药物，使用前必须做皮内过敏试验，阴性时方可注入。

（4）药液一般不宜注入关节腔、脊髓腔和血管内。注射时应避开主神经干，当患者有触电感时要稍退针，然后再注入药物。

（5）躯干部穴位注射不宜过深，以防止刺伤内脏；脊柱两侧穴位注射时，针尖可斜向脊柱。

（6）年老体弱者，注射部位及药量宜少；孕妇的下腹部、腰骶部及能引起子宫收缩的穴位，不做穴位注射。

（7）注意预防晕针、弯针、折针。

九、熏洗疗法

熏洗疗法，是利用药物煎汤，乘热在皮肤或患处进行熏蒸淋洗的治疗方法（一般先用药液蒸汽熏，待药液温时再洗）。它是借助药力和热力，通过皮肤、黏膜作用于机体，促使腠理疏通、脉络调和、气血流畅，从而达到预防和治疗疾病的目的。清代民间疗法大师赵学敏在《串雅外编》中专立了熏法门，详细介绍了熏蒸洗涤等疗法。清代吴尚先还提出熏洗、熨、敷诸法即使是虚弱的患者也能接受得了，不会引起虚虚实实的祸患。现代医学实验证实，熏洗时湿润的热气能加速皮肤对药物的吸收，同时皮肤温度的升高可使皮肤微小血管扩张，促进血液和淋巴液的循环，因此有利于血肿和水肿的消散。

【适应证】

中药熏洗疗法适用于各种以关节不适为主要表现的风湿病。主要包括类风湿关节炎、骨关节炎、强直性脊柱炎、腰椎间盘突出等颈腰椎病变。

【处方举隅】

临床应用应灵活掌握，根据辨证进行配伍方药、并选择合适的经络穴位。以下将目前常用的贴敷方药组成及具体适用病症列举如下。

1. 热毒痹阻证

热痹洗剂

［组成］知母 20 克，生石膏、忍冬藤各 30 克，桑枝、秦艽、生甘草各 10 克，生地 15 克。

［用法］上药加清水 3000ml，先浸泡 1 小时，再煎沸，30 分钟后停火，把药液过滤到盆内，加盖或加水适量，待药液冷却至微温时洗浴，反复擦洗患处，每次 20 分钟。每日 1 剂，洗浴 3~4 次。

［功用］清热利湿，活血通络。

2. 痰瘀痹阻证

（1）活血洗剂

［组成］丹参 12 克，五加皮、透骨草、川椒、川牛膝、宣木瓜、艾叶、白芷、红花各 10 克，肉桂 5 克。

［用法］上药加清水 1000~1500ml，煎煮沸后 5~10 分钟，将药液倒入盆内，趁热熏洗浸渍患处，每次 30 分钟。每日熏洗 2 次。

［功用］祛风除湿，活血通络，止痛。

（2）躅痹洗剂

［组成］生马钱子、淫羊藿、细辛各 10 克，酒白芍 20 克，透骨草、生川乌、生草乌、莪术、制乳香、制没药、制南星、威灵仙、桑寄生、皂角刺各 15 克。

［用法］先将上药共研为粗末，装布袋内（扎口），用 3000ml 清水浸泡 1 小时，文火煎 50 分钟，制成药液。将患肢（处）浸泡在药液中，略加活动，每次 30 分钟，再用药渣袋趁热外敷患处。每日 1~2 次，每剂药可使用 2 日，一般 7~10 日为 1 个疗程。

［功用］温经散寒，活血通络。

如麻木和四肢屈伸不利，加防风、羌活、独活；痛则加大川乌、草乌等辛温药的用量，并加桂枝、附子、海风藤；全身或肢体沉重乏力，加炒苍术、川厚朴、豨莶草、路路通、海桐皮；有发热者，加忍冬藤、络石藤、生地、黄柏，并减少川乌、草乌等辛温药的用量；如日久不愈者，加穿山甲、白花蛇，重用皂角刺。

（3）活通洗剂

［组成］丹皮、赤芍各 9 克，生地、金银花、紫花地丁各 15 克，黄柏、木通、丝瓜络各 10 克。

［用法］上药加清水 2500ml，煎沸 25 分钟后，取出药液倒入盆内，待温浸泡患处，每次浸泡 15~30 分钟。每日 1 剂，每日 2~3 次，一般以 10 日为 1 个疗程。

［功用］凉血清热，活血通络。

3. 肝肾阳虚证

［组成］仙灵脾 30 克，黑豆 50 克，茄子根 100 克。

［用法］将上药用纱布包裹后，入盆中加冷水 3000ml 置炉火上煎煮沸 5 分钟左右，将盆离火置地上，趁热熏蒸患处。待稍冷后（以不烫手为度）用药液浴洗患部，并轻轻揉按，每次熏洗约 1 小时。每日 1~2 次，每剂药可连用 5~7 日。

［功用］温肾强筋。

4. 肝肾阴虚证

［组成］熟地 30 克，山药 20 克，山茱萸 20 克，菟丝子 20 克，枸杞子 20 克，鹿角胶 20 克，龟甲胶 20 克，怀牛膝 20 克，知母 20 克，黄柏 20 克。

［用法］将上药用纱布包裹后，入盆中加冷水 3000ml 置炉火上煎煮沸 5 分钟左右，将盆离火置地上，趁热熏蒸。待稍冷后（以不烫手为度）用药液浴洗患部，并轻轻揉按，每次熏洗 1 小时左右。每日 1~2 次，每剂药可连用 5~7 日。

［功用］滋补肝肾，强筋壮骨，兼清虚热。

5. 气血亏虚证

六味熏洗方

［组成］黄芪、怀牛膝、川木瓜、防风各 30 克，红花、甘草各 15 克。

［用法］上药加清水 2000ml，并浸泡 1 日，再煎煮沸后，将药液倒入瓷盆内，趁热熏洗患处（先熏后洗），每次 15~30 分钟，洗后拭干，避风，并用纱布或棉垫覆盖患处。每日早、晚各熏洗 1 次，每剂可用 4~6 次。

［功用］益气活血，祛风通络。

【禁忌证】

（1）局部皮肤破溃或感染者。

（2）对相关成分过敏者。

（3）妇女月经期及妊娠期者。

【选穴原则】

根据需要治疗的部位进行熏洗。

【操作方法】

1. 评估

（1）病室环境，温度适宜。

（2）主要症状、既往史及过敏史、是否妊娠或经期。

（3）体质及局部皮肤情况。

（4）进餐时间。

2. 告知

（1）熏洗时间约 20~30 分钟。

（2）熏洗过程中如出现不适及时告知护士。

（3）熏洗前要饮淡盐水或温开水 200ml，避免出汗过多引起脱水。餐前餐后 30 分钟内，不宜熏蒸。

（4）熏洗完毕，应注意保暖，避免直接吹风。

3. 用物准备

治疗盘、药液、中单、容器（根据熏蒸部位的不同选用）、水温计、治疗巾或浴巾，必要时备屏风及坐浴架（支架）。

4. 基本操作方法

（1）核对医嘱，评估患者，做好解释，调节室内温度。

（2）备齐用物，携至床旁。协助患者取合理、舒适体位，暴露熏蒸部位。

（3）将 43~46℃药液倒入容器内，对准熏蒸部位。

（4）熏洗疗法可分为全身熏洗法、局部熏洗法 2 种。因风湿病多为肢体病变，故着重介绍局部熏洗法。

手熏洗法

①根据病症先选定用药处方，准备好脸盆、毛巾、布单。

②将煎好的药物趁热倾入脸盆，患者先把手臂搁于盆口上，上覆布单不使热气外泄。待药液不烫手时，把患手浸于药液中洗浴。

③熏洗完毕后用干毛巾轻轻擦干，避风。

足熏洗法

①按照病症先定用药处方。准备好水桶或铁桶、小木凳、布单、毛巾。

②将煎好的药汤趁热倾入木桶或铁桶中，桶内置1只小木凳，略高出药汤面。患者坐在椅子上，将患足搁在桶内小木凳上，用布单将桶口及腿盖严，进行熏疗。待药汤不烫足时，取出小木凳，把患足没于药汤中泡洗。根据病情需要，药汤可浸至踝关节或膝关节部位。

③熏洗完毕后，用干毛巾擦干患处皮肤，注意避风。

一般每天熏洗1~3次，每次20~30分钟。其疗程视疾病而定，以病瘥为准。

【注意事项】

（1）熏洗药不可内服。

（2）炎夏季节熏洗药液不可过夜，以防变质。

（3）熏洗前，要做好一切准备，以保证治疗顺利进行。

（4）在治疗期间注意适当休息，切忌过劳。

（5）熏洗后即用干软毛巾擦拭患部，并注意避风。

（6）药液温度要适当，既不要太高，以免烫伤，又不要太低，以免影响疗效。一旦烫伤，即暂停治疗，并用甲紫等药物外涂伤面，防止感染。

（7）煎药所加清水当视具体情况而定，不可太多、太少。太多则浓度太低，太少则热量不够，均会影响疗效。

（8）熏洗疗法可酌情与其他疗法配合使用，以增加疗效。

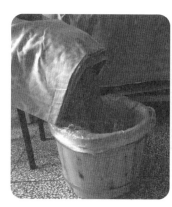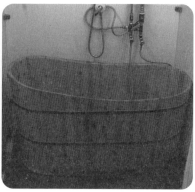

图 1-18　熏洗疗法

十、中药离子导入疗法

中药离子导入法，是利用直流电将药物离子通过皮肤、穴位、病灶或黏膜导入人体的一种现代外治法。本疗法具有药物与直流电物理疗法的双重综合性作用，主治一切内外病症，尤适合比较浅表或血流瘀滞的病症，如外伤血肿，骨质增生等。因为导入浅部病灶的药物量比肌内注射量多。使用本法，需使用直流导入治疗机；治疗前应备有药液及专用的药物衬垫（以绒布 2~4 层纱布制成，亦可用滤纸），常用药可配成 1%~10% 的水溶液（必须明确所用中药的有效成分，测定其能否电离及其极性，明确配伍方法）。

一般有衬垫法、穴位离子透入法、水浴法、眼杯法、体腔法、体内电泳法等。现选择 2 种最常用于风湿病的方法介绍如下。

1. 衬垫法

将药液浸湿的药物衬垫直接置于治疗部位的皮肤上，在药垫上再放置以水浸湿的布衬垫、金属电极板等。放置药垫的电极称为主电极，另一极为辅电极。主电极经导线与治疗机的一个输出端联接（其极性必须与拟导入药物离子的极性相同），辅电极与治疗机的另一输出端相接。亦可将与阳极和阴极相联的衬垫都用药液浸湿，同时分别导入不同极性的药物离子。

2. 穴位离子透入法

将装有直径 1~2cm 铅板的衬垫浸湿药液，放置在一定的穴位，另一极放在颈、腰或其他部位，通上直流电。

【作用机制】

1. 中药离子导入原理

中药离子导入是根据直流电场内同性电荷相斥，异性电荷相吸的原理，在电极与皮肤之间放置以药液浸湿的纱布或滤纸，通以直流电，药物离子即在同名电极的推斥下，经皮肤汗腺导管的开口进入机体；进入机体内的药物离子在局部皮肤浅层形成离子堆，使药物保持较高浓度，存留较长时间（比其他给药方法长），并以不间断的方式向组织释放药物离子而发挥药物治疗作用。另一方面，直流离子导入仪具有中低频与人体相匹配的脉冲电流，刺激机体后，产生电力按摩，能促进血液循环，改善组织的适应性和耐受能力，从而使组织得以修复，机体生理平衡得以恢复。

2. 影响离子导入速度和数量的因素

（1）药物的解离性质

采用离子导入技术经皮肤给药时，药物必须解离成荷电离子。一般说来，导电性能愈好的离子化药物，其通过电流作用导入皮肤的效果也愈强。

在相同浓度下，一价离子较多价离子在电场中迁移更快，有更好的渗透效率。

（2）药物的浓度

离子导入所用的药液浓度宜高，目前，临床应用的药物浓度一般为1%~10%左右。这是临床应用一般原则。但是，具体选用还要注意下列原则：①剧毒药或刺激性较大的药物，不宜盲目追求高浓度。这类药物导入过量易致严重不良反应或造成皮肤损伤。②药物的酸碱性太强时，易造成皮肤有化学烧伤，因此药液浓度不能过高。③贵重药的浓度也不宜偏高，否则会造成浪费。

（3）通电时间

通电的时间也有一定的限度，通电时间太长，导入的药量并不随时间的增长而增多，相反还会相对减少。原因是皮肤在电流作用下产生了极化效应。在恒定连续电流条件下，通电时间一般限制在30分钟。

【适应证】

中药离子导入适用于风湿病中的以下疾病：肩周炎、关节炎、腰椎间盘突出症、软组织扭挫伤、偏瘫恢复、腰背痛、腰椎间盘突出症、颈椎病。

【禁忌证】

恶性肿瘤患者、恶性血液系统疾病患者、皮肤存在急性湿疹患者、重要脏器病变患者、对直流电过敏的患者、肢体神经损伤导致感觉不灵敏或感觉缺失患者以及预置金属电极板部位有严重皮肤疾病或皮肤损害的患者。

【选穴原则】

根据辨证选穴或者对症选穴。

【操作方法】

1. 评估

（1）主要症状、既往史及过敏史、是否妊娠。

（2）感知觉及局部皮肤情况。

2. 告知

（1）治疗时间一般为20~30分钟。

（2）治疗期间会产生正常的针刺感和蚁走感，护士可根据患者感受调节电流强度。

（3）若局部有烧灼或针刺感不能耐受时，应立即通知护士。

（4）中药可致着色，数日后可自行消退。

3. 物品准备

中药制剂、离子导入治疗仪、治疗盘、镊子、棉衬套（垫片）2个、绷带或松紧搭扣、沙袋、隔水布、小毛巾、水温计，必要时备听诊器。

4. 常用药物

（1）消痹药酒：清热利湿消肿止痛，可用于类风湿关节炎、强直性脊柱炎、骨关节病等风湿类疾病的急性期，表现为关节局部红肿热痛、积液明显者。

（2）陈醋：软坚散结，可用于骨关节病所致的关节疼痛，活动不利。

（3）红花：活血化瘀，通络止痛，可用于类风湿关节炎、强直性脊柱炎等病局部刺痛，痛处固定不移；或肌肉损伤、骨折、软组织损伤引起的瘀血肿胀；或见局部皮肤紫暗、有瘀斑者。

5. 操作步骤

（1）核对医嘱，评估患者，做好解释，调节室温。

（2）备齐用物，携至床旁。

（3）协助患者取舒适体位，暴露治疗部位。

（4）打开电源开关，将2块棉衬套（垫片），浸入38~42℃的中药液后取出，拧至不滴水为宜，将电极板放入衬套内，平置于治疗部位，2个电极板相距2~4cm，外用隔水布覆盖，绷带或松紧搭扣固定，必要时使用沙袋，启动输出，调节电流强度，至患者耐受为宜。具体操作参照仪器说明书进行。

（5）治疗中询问患者感受，调节电流强度。如患者主诉疼痛，立即停止治疗。

（6）治疗结束，取下电极板，擦干局部皮肤，观察皮肤情况。

（7）操作完毕，协助患者着衣，安排舒适体位，整理床单位。

【注意事项】

（1）治疗过程中要随时调整治疗强度，防止因温度过高引起烧烫伤。

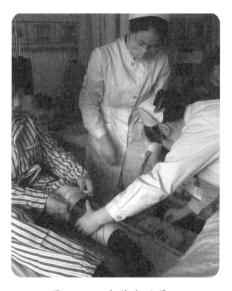

图 1-19　中药离子导入

（2）需用青霉素等药物治疗时，要先做皮试，防止过敏反应。

（3）刺激大，肌肉起抑制作用，药不易进入；刺激小，肌肉起兴奋作用，药易进入，所以并非刺激越大越好。

（4）如治疗后皮肤粗糙、痛痒，可用甘油和水各等份的溶液涂擦，如皮肤反应强烈可给以丙酮化氟新龙、复方醋酸地塞米松乳膏等药物治疗，必要时停止治疗。

（5）如对酒过敏者禁用酒类药物导入。

（6）对直流电不能耐受者，湿疹、恶性肿瘤、出血倾向的疾病、心力衰竭、感觉障碍者，有人工关节、心脏起搏器、骨折钢板、钢钉等者禁用此法。

第二节　常用非药物外治法

一、针刺疗法

针刺疗法对风湿病有确切疗效。我国最古老的医书《五十二病方》中就有针灸治痹的记载，针刺疗法也称刺法。针刺工具从最早的砭石发展到九针，便有了正式的针法。九针为古代九种针形的统称，出自《内经》，《灵枢·官针》篇载："九针之宜，各有所为，长短大小，各有所施也……病痹气暴发者，取以员利针。病痹气痛而不去者。取以毫针。病在中者，取以长针。病水肿不能通关节者，取以大针。"随着社会的进步，针具、针法都得到了发展，并派生出许多疗法。用于治疗风湿病的针刺疗法主要是毫针刺法。

毫针，为古代九针之一，历代有关针灸文献中提到的刺法，多指毫针而言。毫针虽发于古代，但随着社会的发展科学的进步在制针的原料针身的粗细、长短、工艺等方面，现代毫针比古代毫针都有较大的进步。目前使用的毫针是由高级合金不锈钢制成坚韧而富有弹性，不易折断、锋利无比，广泛地应用于临床各科。

【作用机制】

针刺治疗可以实现疏通经络、调和阴阳、扶正祛邪等作用。

1. 疏通经络

针刺疗法可使瘀阻的经络通畅而发挥其正常的生理作用，是针灸最基本、最直接的治疗的作用。经络"内属于脏腑，外络于肢节"，运行气血是其主要的生理功能之一。经络不通，气血运行受阻，临床即表现为疼痛、麻木、肿胀、瘀斑等症状。针刺选择相应的腧穴和针刺手法等可使经络通畅，气血运行正常。

2. 调和阴阳

针刺疗法可使机体从阴阳失衡的状态向平衡状态转化，是针刺治疗最终要达到的目的。疾病发生的机制是复杂的，但从总体上可归纳为阴阳失衡。针刺调和阴阳的作用是通过经络阴阳属性、经穴配伍和针刺手法完成的。

3. 扶正祛邪

针刺疗法可以扶助机体正气及驱除病邪。疾病的发生发展及转归的过程，实质上就是正邪相争的过程。针刺治病，就是在发挥其扶正祛邪的作用。

【适应证】

（1）四肢躯干的慢性软组织损伤性疾病。如项韧带损伤、肩周炎、肱骨外上髁炎、腕管综合征、腰椎间盘突出症、各种腱鞘炎、滑囊炎等。

（2）四肢躯干的骨质增生性疾病。如跟骨骨刺、膝关节骨质增生症等。

（3）风湿病中强直性脊柱炎累及髋关节者及脊柱受累、功能受限者。类风湿关节炎稳定期功能障碍的改善、关节畸形矫正、类风湿关节炎累及颈椎的功能改善。

（4）风湿病伴发的部分内科病症，如消化不良、便秘、咳嗽等情况。

【禁忌证】

（1）针刺部位有皮肤感染、破溃，或有深部脓肿。

（2）晕针者。

（3）治疗部位存在不可避开的重要神经、血管者。

（4）存在严重凝血功能障碍或出血倾向者。

（5）孕妇。

【操作前准备】

应用前，根据患者的体质、体型、年龄病变部位的深浅及所取腧穴所在的部位等选定毫针。针刺时，根据患者具体情况，选择合适体位，常采用的体位有仰卧位、侧卧位、伏卧位、仰靠坐位、俯伏坐位、侧伏坐位等。选择体位的原则，应是既有利于腧穴的正确定位，又便于针灸的施术操作和较长时间的留针而不致疲劳；还应注意尽可能选用能针刺处方所列的全部腧穴的体位。

【选穴原则】

临证选穴属针灸处方的范畴，为针灸临床治病疗疾的重要环节，直接影响着治疗效果，故被历代针灸学家所重视。腧穴是处方的基本内容。临床治疗痹病常用的选穴原则有近部取穴、远端取穴、随证取穴、结合西医学知识取穴等。

（1）近部取穴即根据腧穴的近治作用在病变局部及其邻近部位取穴，又称"局部取穴"。如漏肩风一病可取肩关节周围的肩髃、肩贞等；腰痛可取腰部的肾俞、腰阳关、气海俞等；小腿拘挛、转筋可取承山等。此法临床疗效确切，应用较为广泛，用穴不局限于某一经络。此外，"以痛为腧"的选穴亦属本法范围，称"压痛点"选穴。风湿病临床尤其常用，如《素问·缪刺论篇》所曰"凡痹往来，行无常处者，在分肉间痛而刺之"，此即是本法应用的范例。

（2）远端取穴是基于腧穴的远治作用在病变远隔部位选取穴，又称"远道取穴。本法在应用时，根据病证的异同，又可分为本经远端取穴和异经远端取穴。

［本经远端取穴］即经脉循行部位之病变，可取该经远端部位的腧穴来治疗。如《素问·刺腰痛论篇》曰："腰痛侠脊而痛至头……刺足太阳中出血。少阳令人腰痛，如以针刺其皮中，循循然不可以俯仰，不可以顾刺少阳成骨之端出血。成骨在膝外廉之骨独起者。"又如，腰痛连及腹股沟及大腿前外侧、骨前缘，向足背放射者，为"太阳阳明腰痛"，可选大肠俞、气冲、伏兔、足三里、解溪等穴。本经选穴的一般规律是"越远越远、越近越近"，即一条经脉的病变部位和取穴之间的关系，是中间向两头扩展，或是由两头向中间靠拢。如足太阳膀胱经：项部强痛，多选昆仑；背部疼，多选昆仑、承山；腰痛，多选委中。

［异经远端取穴］即根据病变部位及经络系统的互相络属关系，选取相关其他经络的穴位进行治疗。常用的有表里经取穴、同名经取穴、相关经取穴、交叉取穴等。

［表里经取穴］指某经或其所属脏腑发生病变，可取其相表里经的腧穴

进行治疗。它基于表里经之间互相联结和络属的关系。如喉痹属手太阴肺经病变，治疗时可取其表经手阳明大肠经的合谷等穴。

［同名经取穴］指某经或其所属脏腑发生病变后，可取同名的手经或足经的穴进行治疗。它基于同名经在生理上互相贯通交会。如项背痛属足太阳膀胱经病变，可取手太阳小肠经之后溪等腧穴治疗。

［相关经取穴］即依病位及病机的异同，选用相关经穴进行治疗。它基于人是一个有机的整体，生理上互相协调，病理上互相影响。如肺心痛取太渊、鱼际；肝心痛取行间、太冲等；肩痹痛取曲池、阳谷、关冲等。

［交叉取穴］即左右、上下交叉取穴，指肢体一侧有病，取其相对应的另一侧腧穴进行治疗。

（3）随证取穴指针对某些症状或病因选择临床有特效的腧穴进行治疗。它基于某些腧穴的特殊治疗作用及医者的个人经验，故又称之为"经验取穴"。如五输穴中的输穴主体重节痛；背俞和腹募穴可主相应的内脏痹；经脉循行部位之疼痛可取本经的郄穴和起止穴；因外风所致者可取风池、风门；源于内风者可取行间、太冲等。

（4）结合西医学知识取穴。是指依据病情，结合西医学知识有目的地选择穴位，能够提高临床疗效，如按神经节段取穴、按神经干的走向和分布取穴。

［按神经节段取穴］即根据病变所处部位，在其相应神经节段的神经根部选取穴位进行针灸治疗。本疗法所用腧穴主要为夹脊穴，如上肢桡侧疼痛可取颈 5~8 夹脊穴；上肢尺侧疼痛则选取胸 1~2 夹脊穴；腰骶部痹痛可取胸 11~ 骶 2 夹脊穴；下肢痹痛可取腰 12 夹脊穴。

［按神经干的走向和分布取穴］经络虽不能与神经等同看待，但经络与神经之间确有密切联系。因此，在辨证取穴的前提下，再结合神经干刺激法，对部分疾病，尤其是神经系统疾病，如颈椎病、坐骨神经痛等确有很好的治疗效果。如对于手臂疼痛麻木者，可取颈臂点（在锁骨内 1/3 与外 2/3 交界处上 1.0 寸，胸锁乳突肌后缘）；坐骨神经痛可取环跳点等。

【配穴方法】

配穴方法是在选穴原则的指导下，依不同病情的需要，选配 2 个以上具有协调作用的穴位以治疗疾病的方法。历代配穴方法很多，现将风湿病常用的几种配穴方法介绍如下。

（1）远近配穴法，即局部取穴与远端取穴相结合的一种方法，在风湿病临床上极为常用。配穴的原则应根据病位、病情的异同，循经与辨证相结合，如热痹取犊鼻、阳陵泉、大椎、曲池等，犊鼻、阳陵泉二穴属局部取穴，大椎、曲池二穴属远端取穴，又为辨证取穴。

（2）上下配穴法，即腰部以上和腰部以下的腧穴配合运用的方法。其以交叉取穴原则为指导。如临床上肘关节拘挛疼痛，在取局部腧穴曲池尺泽等的同时，还可配合选用下肢膝关节与之相应的腧穴如阳陵泉、足三里、阴陵泉等协调应用；下肢的痹痛拘急，根据病位的分经可取其本经的起止穴（位于头、足部）来治疗，如足阳明胃经下肢外侧前缘疼痛，可以取睛明和厉兑配合应用。

（3）轮换交替配穴法，即取患病局部的腧穴，上下、左右、前后轮番交替应用的配穴方法。本法风湿病最为常用，如上肢痹痛，曲池、合谷与肩髎、手三里、外关等2组可交替运用；下肢痹痛，环跳、阳陵泉、悬钟与髀关、足三里、昆仑等2组可交替应用。

（4）三部配穴法，又称"天、地、人"配穴法，即局部、邻部、远部腧穴配合应用的方法。本法亦为风湿病临床所常用。如周痹之肢节窜痛酸楚者，上肢可取曲池、肩髎、外关、合谷等；背腰部可取风门、肺俞、膈俞；下肢可取环跳、阳陵泉、绝骨、环中、风市、昆仑等。

（5）一经连用和数经互用配穴法。"一经连用"即在同一经脉的上下连续取穴配合应用的方法。如上肢外侧前缘痛，依次取手阳明经的肩髎、曲池、合谷等；上肢外侧痛，依次取天井、外关等手少阳三焦经腧穴。"数经并用"即取病变局部涉及经脉的腧穴配合应用的方法。如腕关节痛取中泉、大陵、阳溪、阳池等；髋关节痛取承扶、髀关、环跳等。

（6）辨证配穴法即根据致病的原因及病机，辨证取穴配合应用的方法。如腰痛之肾阳亏损型可取肾俞、命门、志室、关元、气海、然谷等；风痹可取曲池、阳陵泉、腰阳关、环跳、膈俞、血海等。

总之，历代各家对风湿病的形成和发展已经有了全面、深刻的认识，积累了不少行之有效的施治经验。临证时，我们要因时、因地、因人制宜，师古而不泥于古，在牢固掌握前人经验的基础上，灵活运用辨证、治疗、选穴等各种原则，合理配穴，努力提高风湿病治疗的临床效果。

【操作方法】

选定穴位并常规消毒后，右手持针，左手按压在所刺部位上，根据针具的长短，选用适当的进针法。短针可用指切进针法；针具稍长时可采用夹持进针法；若针刺部位皮肤松弛，可采用舒张进针法；皮肉浅薄处可用提捏进针法。择其一种即可。另外进针时还要选用适当的进针角度方向和深度。一般来讲，对肌肉丰厚部位的穴宜直刺（即针身与皮肤表面夹角约90°），对皮薄肉少的局部或采用透穴刺法时可平刺（即针身与皮肤表面夹角15°左右）；对肌肉较浅薄或内有重要脏器处不宜直刺、深刺的腧穴，可采用斜刺（即针身与皮肤表面夹角45°左右）。至于针刺的方向，一般根据经脉循行方向、腧穴分布部位和针感所要达到的组织结构等情况而定。有时为了使针感到达病所，也可将针尖指向病痛部位。

关于针刺的深度，可根据患者的体质、年龄、病情及针刺部位而定。一般是：身体瘦弱、年老、幼少、初病患者，头面胸背及皮薄肉少处的穴位宜浅刺；对体强肥胖者、青壮年、久病患者及四肢、臀、腹及肌肉丰厚处的穴位，宜深刺。

将针刺入穴位后，为了使患者针下得气、调节针感以及进行补泻还要实施各种操作手法，这一过程叫做行针，也叫运针。行针的基本手法包括提插法和捻转法。

提插法：针刺入腧穴达一定深度后，使针在穴内进行上、下进退的操作方法，即将针从深层提到浅层再由浅层下插到深层，如此反复地上提下插。这种行针手法，称为提插法。提插的幅度、频率视病情和腧穴而异。

捻转法：针刺入穴位达一定深度后，以右手拇指和中食二指持针柄，施以前后的旋转捻动，如此反复多次。这种行针手法，称为捻转法。捻转的角度一般应掌握在180~360°之间。捻转的角度大小、频率快慢也应根据病情和穴位而定。

这两种手法在临床上可单独使用，也可配合运用。即提插时配合捻转，以充分发挥其应有的作用。

通过运用行针手法，患者针下可出现酸、胀、麻等感觉，同时医者自觉针下徐和或沉紧，这即是经气感应，又称得气、针感。得气与否以及气至的迟速，直接关系着针刺疗效的高低。一般得气迅速，疗效就好；得气较慢，效果就差；若不得气，就可能没有疗效。

针刺得气后，针对患者病情的虚实，还要采用相应的补泻手法。针刺补泻手法是古代针灸医家在长期的医疗实践中创造和总结出来的，现择其要者介绍如下。

捻转补泻：针下得气后，以捻转角度小、频率慢、用力轻、操作时间短者为补法；反之，捻转角度大、频率快、用力重、操作时间长者为泻法。也有以左转（顺时针）时角度大、用力重者为补法；右转（逆时针）时角度大、用力重者为泻法。

提插补泻：进针得气后，先浅后深、重插轻提，为补法；反之进针得气后由深而浅、轻插重提，为泻法。

疾徐补泻：进针至皮下后，由浅而深徐徐刺入、少捻转、疾速出针者，为补法；反之进针时疾速刺入、多捻转、由深而浅徐徐出针者，为泻法。

迎随补泻：进针时针尖随着经脉去的方向斜刺并顺着经脉循行方向依次取穴为补法；若进针时针尖迎着经脉来的方向斜刺，并逆着经脉循行方向依次取穴为泻法。

呼吸补泻：当患者呼气时进针，吸气时出针，为补法；反之，吸气时进针，呼气时出针，为泻法。

开阖补泻：出针后迅速揉按针孔为补法；出针时摇大针孔而不揉按为泻法。

平补平泻：即进针得气后，均匀地提插，捻转后便可出针。

以上介绍的仅是单式补泻手法。在临床实际应用中还有复式补泻手法，如烧山火、透天凉等，可参阅有关文献。

【注意事项】

（1）患者在过于饥饿、疲劳、精神过度紧张时，不宜立即进行针刺。久病体弱气虚血亏、年老体衰及初次受针者，取穴要少、手法宜轻，并尽量采用卧位。

（2）对于孕妇，刺时手法要轻柔，腰骶部、下腹部不宜针刺，对一些可能引起子宫收缩的穴位，如合谷、三阴交、昆仑、至阴等，应禁刺。

（3）对于小儿，宜浅刺轻刺；患儿不能配合时不宜留针；对囟门未合的小儿禁针头顶部穴位。

（4）有自发性出血或损伤后出血不止的患者，不宜针刺。

（5）皮肤有感染、溃疡、瘢痕处或有肿瘤的部位，不宜针刺。

（6）防止刺伤重要脏器。对胸、胁、腰、背部脏腑所居之处的腧穴，不宜直刺、深刺，以免伤及内脏；项部的风府、哑门及脊椎部的穴位，刺时要掌握一定的角度、深度，不宜大幅度提插、捻转和长时间留针。

（7）在针刺操作过程中，若患者出现精神疲倦、头晕恶心、面色苍白、心慌多汗、四肢发冷、血压下降甚或神志昏迷、仆倒在地、二便失禁等症状，即为晕针。临床一旦发生晕针现象，应立即停止针刺，将针全部起出，让患者平卧，头部稍低，轻者静卧片刻，给予温开水或糖水后，即可恢复。对于较重的晕针患者，在上述处理的基础上，可刺人中、内关、足三里、灸百会、气海、关元等穴，即可恢复。对个别严重者，经上述处理后症状仍无改善，则应及早采取急救措施。

（8）临床较常见的情况还有滞针。在行针时或留针后，医者可感觉针下涩滞，捻转提插、出针均感困难，若勉强捻转、提插，患者会有剧痛感，对此可在滞针腧穴附近进行循按或再刺一针，即可消除滞针。

二、推拿疗法

推拿疗法即按摩疗法，就是利用医者的手、肘等部位，施以不同的技巧，通过刺激患者体表的一定部位或运动患者的肢体，调节患者的经络、筋脉、气血，以达到治疗预防保健的作用一种疗法。

【作用机制】

推拿可以通经络、畅气血，具有消瘀、行滞、散肿、止痛的功效，还能调补气血，固本复元。对于风湿类疾病，推拿按摩疗法有促进新陈代谢、加速血液循环、缓解肌肉痉挛、改善关节功能的作用，因而能促进疾病康复。运用本疗法时，可同时配合运动疗法、中草药酊剂外敷、外擦及各种其他物理疗法。

【适应证】

本疗法适应于风湿类疾病的各种关节炎、肌肉痛、关节活动受限，以及创伤的恢复、神经痛和各种原因造成的瘀血、扭筋、脱臼等。亦可调节脏腑的气血、虚实、阴阳，可以调节风湿病伴发的一些内科病症，诸如脾胃运化不良、脘腹胀满作痛、便秘等。推拿治疗风湿病是行之有效的方法。

【禁忌证】

（1）存在严重心肺功能不全，或者其他影响生命的内脏疾患的发作期慎用；对高血压、心脏病患者应慎用。

（2）有皮肤溃烂、恶性包块以及脘腹疼痛拒按的局部，及接受按摩的局部患有急性静脉炎、淋巴管炎及各种皮肤病（如皮炎、湿疹、瘘疮、局部化脓、溃疡等）时禁用。

（3）存在严重凝血功能障碍者慎用。

（4）孕妇慎用。

（5）肿瘤、感染性急性炎症、骨髓炎、关节炎的疼痛肿胀进展期等均禁用此法。

（6）对关节粘连、骨性强直、骨质疏松等病变，手法要轻揉循序渐进，应以轻→重→轻→收为原则，不可突然施重力手法，以免发生意外。

【操作方法】

推拿的基本治法，是根据人体阴阳、气血、虚实等状态的不同，可以采取不同的治法进行治疗。主要包括以下 8 种治法。

（1）温法：运用较为柔和的手法，如按、揉、摩、擦、搓、一指禅推等手法，在一定穴位或部位上进行缓慢而轻柔的长时间操作，使穴位或局部产生一定的热力深透到组织深部，有助阳散寒作用。本法适用于虚寒证。

（2）补法：用轻柔的手法，如一指禅推、揉、擦、摩、振等手法，在穴位或患部进行长时间的操作，目的在于补益正气，使其功能旺盛，达到补虚祛邪的目的，凡功能衰弱体虚者可用。

（3）散法：用缓慢、渐快而柔和的手法，如摩、搓、揉、推、一指禅推等手法，在穴位和局部操作，使结聚疏通，以达到消瘀散结之功。

（4）和法：即和解之法，是以调和气血、调整阴阳为主的一种方法，手法应平稳而柔和，以振动和摩擦类手法为主。

（5）通法："通则不痛，痛则不通"、凡疼痛、经脉阻滞则以本法为主，手法要刚柔兼施，柔中有刚，以推动气血消壅去滞，常用推、拿、按、揉、擦等手法。

（6）泻法：为攻逐结滞，通便理气之法，作用于下焦实证，以挤压、摩擦手法为主，运用时手法较重而刺激性强，手法由慢加快。

（7）汗法：有开泄腠理，祛除表邪的作用，适用于外感风寒或风热，用按、推、揉、一指禅推等平法，先轻后重达到全身汗出为止。

（8）清法：以清除为主要作用，以刚中有柔的手法，在一定的穴位和部位上，用摩、擦等手法以清除烦热症状。

以上 8 种方法全部适用于风湿类疾病的治疗，同时也是骨伤、内、妇、外、儿、五官各科临床能用的基本按摩大法。

推拿手法是指以医者之手、肘等部位，或加用檀木小棍，按特定的技巧动作，以不同的手法配合，达到防病治病的目的。手法熟练，技巧得法是取得良好效果的关键，必须做到临证之时"机触于外、巧生下内，手随心转，法从手出"，同时手法操作时要按一定的规律，持久、有力、均匀、柔和、深透、有节奏。力量大小须视患者疾病的需要、体质和部位不同而决定，快慢适中，轻重相等，变转自如，得心应手。推拿手法需要柔中有刚，以刚统柔，刚柔相济，相辅相成，运用一种手法或几种手法复合运用，学者须在实践中逐渐心领神会，达到运用自如。

随着医学的发展，推拿手法已由前人几种较简单的手法，发展到目前几十种具体的手法。由于推拿手法种类多，学派不一，名称也不统一。有的手法动作似，但名称不同；有的名称相同，而动作却不一样。现将按摩手法中几个常用的基本操作法介绍于下。

（1）推法：用拇指或掌、拳，用恰当的力量，向上、下、左、右推动，根据病情选用轻、重、快、慢的手法，此种手法临床多用。推动时应作直线推动，也可以指沾酒，借酒力达到行气活血的效果。

指推：用大拇指端着力于一定的部位上。沉肩、坠肘、悬腕，通过腕部的摆动和拇指关节的屈伸活动，使产生的力持续地作用于经络穴位上。指推刺激量中等，接触面积较小，可应用于全身各部穴位。

掌推：以掌着力于一定部位上，进行单方向的直线推动，接触面积较大，可在身体各部位使用。掌推有通经络活气血的作用，适用于躯干四肢疾病。

（2）拿法：用拇指和食、中两指，或用大拇指和其他四指对称地用力，提拿一定部位和穴位，进行一紧一松的拿捏。拿法刺激较强，常配合其他手法施用于颈项肩部和四肢等部位。对颈部发硬、关节筋骨酸痛等症，常用本法作配合治疗。具有祛风散瘀、通经活络、缓解痉挛等作用。

（3）按法：用拇指或掌根按压一定部位，逐渐用力深压捻动，按而留之。按法是一种强烈刺激的手法，常与揉法结合使用。拇指按法适用于全身各部穴位；掌根按法常用于腰背及下肢部。具有通络止痛、放松肌肉、矫正畸形的功能。

（4）摩法：用手掌面或指面附于一定部位上，以腕关节连同前臂作环形的有节律的抚摩。摩法的刺激轻柔缓和，具有祛风散寒、舒筋活络、祛痹止痛的作用。

（5）擦法：用手掌面、鱼际部分着力于一定部位上，进行直线来回摩擦擦法是一种柔和温热的刺激，具有通经活络、行气活血、消肿定痛、调理肠胃的作用。

（6）拍打法：用掌或拳拍打体表。对风湿酸痛、肌肉萎缩肢端发绀症、肢体麻木、肌肉痉挛等可用本法配合其他疗法。具有调和气血强筋壮骨、消除疲劳等作用。

（7）搓法：两手掌面对称夹住患者肢体一定部位用力来回搓动，动作要快，移动要慢，用力要柔和均匀。具有舒松经络、调和气血的作用。

（8）揉法：指以手掌大鱼际、掌根或手指螺纹面吸定于一定部位或穴位，前臂作主动摆动，带动该处的皮下组织作轻快柔和的环行回旋运动。

揉动时手要紧贴皮肤，使患部的皮下组织随着揉动而滑动，幅度逐渐扩大，压力轻柔，适用于全身各部。具有消肿止痛、祛风散热等作用。

（9）摇法：用一手握住关节近端的肢体，另一手握住关节远端的肢体，作缓和回旋的转动，用手掌或手指压住某个部位进行摇动。本法适用于四肢关节，是治运动功能障碍、关节强硬屈伸不利等症的常用手法，也可用于其他部位。具有滑利关节、松解韧带及关节囊的粘连、松解关节滑膜、增强关节活动的作用。

（10）扳法：用双手或双臂以方向相反的力量，用寸劲扳动或扭转患部，用时可听到响声。使用扳法时，动作必须缓和，用力要稳，双手动作要配合得当，步调一致。有纠正肢体畸形、松解粘连、滑利关节等作用。

（11）捻法：用拇指与食指对称地捻动，如捻线状用力均匀，动作缓和着实。适用于四肢末梢小关节。具有疏通关节、畅行气血的作用。

（12）擦法：将掌指关节略微屈曲，以手掌背部近小指部分，紧贴于治疗部位上有节律地连续摆动腕掌部，进行前臂旋转和腕关节屈伸的协调运动，使手掌部来回滚动，将所产生的力量通过接触面均匀地作用在施术部位上。具有疏通经络、舒展筋脉、行气活血等作用。

【注意事项】

（1）操作过程应轻柔和缓，避免暴力操作。特别是已经出现关节强直及骨质疏松的患者。

（2）掌握好治疗强度及力度，避免患者不耐受或疼痛加重。

（3）患者处于饥饿、疲乏或过度紧张时应避免操作。

（4）患者存在严重高血压、冠心病等内脏疾病或处于疾病活动期时应慎重选择。

（5）患者存在出血倾向或服用抗凝药物时应慎重操作。避免造成皮下出血。

三、拔罐疗法

拔罐疗法是我国传统的中医疗法，古称"角法"，今又名"吸筒疗法"。这是一种以杯罐作工具，借用某种方法产生负压而使杯罐吸着于皮肤，造成局部瘀血，逐寒祛湿、疏通经络、祛除瘀滞、行气活血、消肿止痛、拔毒泻热，具有调整人体的阴阳平衡、解除疲劳、增强体质的功能，从而达到扶正祛邪、治愈疾病的目的。拔罐疗法在中国有着悠久的历史，早在成书于西汉时期的帛书《五十二病方》中就有关于"角法"的记载。由于此法简便易行，且有可靠疗效，现已发展成为针灸治疗中的一种重要疗法。临床多用的是竹罐、陶罐、玻璃罐、抽气罐等。

1. 竹罐

（1）材料与制作：竹罐是采用直径 3~5cm 坚固无损的竹子，制成 6~8cm 或 8~10cm 长的竹管，一端留节作底，另一端作罐口，用刀刮去青皮及内膜，制成形如腰鼓的圆筒，用砂纸磨光，使罐口光滑平整即可。

（2）优点：取材方便、制作简单、轻便耐用、便于携带、经济实惠、不易破碎；竹罐吸附力大，不仅可以用于肩背等肌肉丰满之处，还可应用于腕、踝、足背、手背、肩颈等皮薄肉少的部位，与小口径玻璃罐比较，吸附力具有明显优势；另外，竹罐疗法在应用时可放于煮沸的药液中煎煮后吸拔于腧穴或体表，既可通过负压改善局部血液循环，又可借助药液的渗透起到局部熏蒸作用，形成双重功效，加强治疗作用。

（3）缺点：易爆裂漏气；不透明，难以观察罐内皮肤反应，故不宜用于刺血拔罐。

2. 玻璃罐

（1）材料与制作：玻璃罐由耐热玻璃加工制成，形如球状，下端开口，小口大肚，按罐口直径及腔大小，分为不同型号。

（2）优点：罐口光滑，质地透明，便于观察拔罐部位皮肤充血、瘀血程度，从而掌握留罐时间。是目前临床应用最广泛的罐具，特别适用于走罐、闪罐、刺络拔罐及留针拔罐。

（3）缺点：导热快，易烫伤，容易破损。

3. 抽气罐

（1）材料与制作：抽气罐由有机玻璃或透明的工程树脂材料制成，采用罐顶的活塞来控制抽排空气，利用机械抽气使罐内形成负压。

（2）优点：抽气罐不用火、电，排除了不安全因素，且不会烫伤皮肤；操作简单，可普遍用于个人及家庭的自我医疗保健，是目前较普及的新型拔罐器。

（3）缺点：无火罐的温热刺激效应。

【作用机制】

1. 负压作用

国内外学者研究发现，人体在火罐负压吸拔的时候，皮肤表面有大量气泡溢出，抽气拔罐会加强局部组织的气体交换。通过检查也能观察到，负压可使局部的毛细血管通透性发生变化，毛细血管破裂，少量血液进入组织间隙，从而产生瘀血，红细胞受到破坏，血红蛋白释出，出现自家溶血现象。在机体自我调整中产生行气活血、舒筋活络、消肿止痛、祛风除湿等功效，起到一种良性刺激，促其恢复正常功能。

2. 温热作用

拔罐法对局部皮肤有温热刺激作用，使热寒得以交换，以火罐、水罐、药罐最明显。温热刺激能使血管扩张，促进以局部为主的血液循环，改善充血状态，加强新陈代谢，使体内的废物、毒素加速排出，改变局部组织的营养状态，增强血管壁通透性，增强白细胞和网状细胞的吞噬活力，增强局部耐受性和机体的抵抗力，起到温经散寒、清热解毒等作用，从而达到促使疾病好转的目的。

3. 调节作用

拔罐法的调节作用是建立在负压或温热作用的基础之上的。首先是对神经系统的调节作用，由于自家溶血等给予机体一系列良性刺激，作用于神经系统末梢感受器，经向心传导，达到大脑皮层，加之拔罐法对局部皮肤的温热刺激，通过皮肤感受器和血管感受器的反射途径传到中枢神经系统，从而发生反射性兴奋，借以调节大脑皮层的兴奋与抑制过程，使之趋于平衡；还可以加强大脑皮层对身体各部分的调节功能，使患部皮肤相应的组织代谢旺盛，吞噬作用增强，促使机体恢复功能，阴阳失衡得以调整，疾病逐渐痊愈。其次是调节微循环，提高新陈代谢。微循环的主要功能是进行血液与组织间物质的交换，其功能的调节在生理、病理方面都有重要意义。拔罐还能使淋巴循环加强，淋巴细胞的吞噬能力活跃。

4. 不同罐法不同作用

在火罐共性的基础上，不同的拔罐法各有其特殊的作用。如走罐具有与按摩疗法、保健刮痧疗法相似的效应，可以改善皮肤的呼吸和营养，有利于汗腺和皮脂腺的分泌，对关节、肌腱可增强其弹性和活动性，促进周围血液循环；可增加肌肉的血流量，增强肌肉的工作能力和耐力，防止肌萎缩；并可加深呼吸，增强胃肠蠕动，兴奋支配腹内器官的神经，增进胃肠等脏器的分泌功能；可加速静脉血管中血液回流，降低大循环阻力，减轻心脏负担，调整肌肉与内脏血液流量及贮备的分布情况。缓慢而轻的手法对神经系统具有镇静作用；急速而重的手法对神经系统具有一定的兴奋作用。

【适应证】

适用于颈椎病、腰椎间盘突出症、肩关节周围炎、强直性脊柱炎、关节炎、类风湿关节炎以及其他风湿病引起的关节及肌肉疼痛。

【选穴原则】

取穴以手太阳小肠经、足太阳膀胱经和督脉穴位为主，合并患者疼痛部位的压痛点（阿是穴）作为辅助，多为阳经经穴，取之能振奋阳气，驱风寒湿邪外出，络通则痛止。（图 1-20~ 图 1-28）

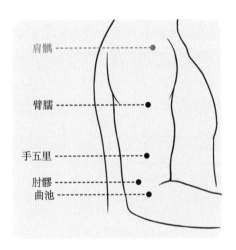

图 1-20　肩髃

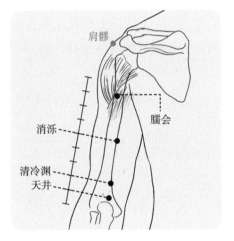

图 1-21　肩髎

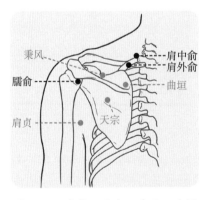

图 1-22　肩贞、天宗、秉风、曲垣

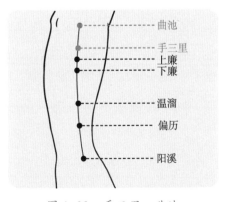

图 1-23　手三里、曲池

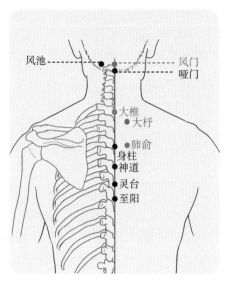

图 1-24　大杼、风门、肺俞、大椎

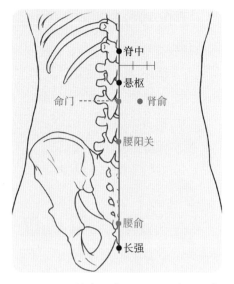

图 1-25　肾俞、命门、腰阳关、腰俞

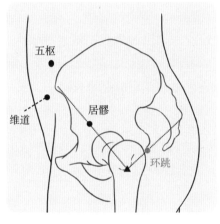

图 1-26　环跳

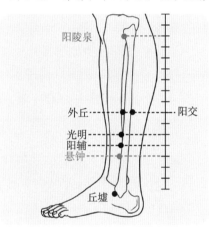

图 1-27　阳陵泉、悬钟

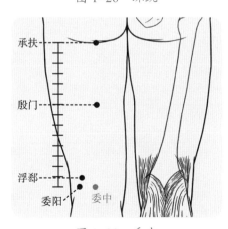

图 1-28　委中

（1）肩和上肢疼痛，取肩髃、肩髎、肩贞、手三里、曲池。

（2）背脊部疼痛，取天宗、秉风、曲垣、大杼、风门、肺俞、大椎。

（3）腰腿部疼痛，取肾俞、命门、腰阳关、腰俞、环跳、阳陵泉、悬钟、委中。

【操作方法】

1. 评估

（1）病室环境及温度。

（2）主要症状、既往史、凝血机制、是否妊娠或月经期。

（3）患者体质及对疼痛的耐受程度。

（4）拔罐部位的皮肤情况。

（5）对拔罐操作的接受程度。

2. 告知

（1）拔罐的作用、操作方法，留罐时间一般为 10~15 分钟。应考虑个体差异，儿童酌情递减。

（2）由于罐内空气负压吸引的作用，局部皮肤会出现与罐口相当大小的紫红色瘀斑，此为正常表现，数日方可消除。治疗当中如果出现不适，及时通知护士。

（3）拔罐过程中如出现小水疱不必处理，可自行吸收；如水疱较大，护士会做相应处理。

（4）拔罐后可饮一杯温开水，夏季拔罐部位忌风扇或空调直吹。

3. 物品准备

治疗盘、罐数个（包括玻璃罐、陶罐、竹罐、抽气罐等）、润滑剂、止血钳、95% 酒精棉球、打火机、广口瓶、清洁纱布或自备毛巾，必要时备屏风、毛毯。

4. 基本操作方法

（1）核对医嘱，根据拔罐部位选择火罐的大小及数量，检查罐口周围是否光滑，有无缺损裂痕。排空二便，做好解释。

（2）备齐用物，携至床旁。

（3）协助患者取合理、舒适体位。

（4）充分暴露拔罐部位，注意保护隐私及保暖。

（5）以玻璃罐为例：使用闪火法、投火法或贴棉法将罐体吸附在选定部位上。

（6）观察罐体吸附情况和皮肤颜色，询问有无不适感。

（7）起罐时，左手轻按罐具，向左倾斜，右手食指或拇指按住罐口右侧皮肤，使罐口与皮肤之间形成空隙，空气进入罐内，顺势将罐取下。不可硬行上提或旋转提拔。

（8）操作完毕，协助患者整理衣着，安置舒适体位，整理床单位。

5. 常用拔罐手法

（1）按排气方法分

①火罐法：借助火源燃烧产生负压而使杯罐吸着于皮肤。

②水罐法：又分煮罐法和火拔法。煮罐法一般是用竹罐，锅内加水煮沸，使用时将罐倒过来，用镊子夹出，甩去水液，趁热按拔在施治部位，此法留罐 10~15 分钟。火拔法即在陶罐或玻璃罐内装半罐温水，然后点燃纸片或酒精棉球，用投火法迅速将罐扣在皮肤上。

③抽气法：操作时将特制的抽气罐扣在应拔部位上，用注射器抽去瓶内空气产生负压，使小瓶吸在皮肤上。一般留罐 10 分钟。

（2）按拔罐形式分

①闪罐法：是将罐子拔上后，立即起下，再于原处拔上，再起下，反复吸拔多次，至局部皮肤起红晕为止。多用于局部皮肤麻木不仁或功能减退的虚证病例。

②走罐法：多选用口径较大的玻璃罐，罐口必须平滑，并要在罐口上或皮肤上涂一些润滑油。操作时，先将罐拔上，以手握住罐底，稍倾斜，慢慢向前推动。这样在皮肤左右、上下来回旋走，直到皮肤潮红为止。

③单罐法：每次只拔 1 个罐。

④多罐法：一次拔数个罐。

⑤留罐法：将已拔在皮肤上的罐留置原处一段时间，一般要 10~15 分钟。

（3）按与其他方法配合运用分

①药罐法：又分煮药罐和贮药罐 2 种。煮药罐是将配制好的药物装入布袋扎口，放入清水内煮沸，使药液达到一定浓度后，再将竹罐投入药汁内煎煮 15 分钟，即可使用。用时按水罐法操作吸拔在选定的部位上。贮药罐是在抽气罐内事先盛贮一定的药液（约为罐子容积的 1/2~2/3），用抽气法吸拔在皮肤上。

②针罐法：是拔罐法与针刺配合的治疗方法，包括留针拔罐法、针药罐、刺络拔罐法和煮针罐法几类。留针拔罐法即在毫针留针期间，在针刺部位再拔火罐的方法；针药罐即在毫针留针期间，在针刺部位再拔药罐的方法；刺络拔罐法是在操作前先用三棱针或粗毫针按病情需要和要求刺络

放血，然后多以闪火法在放血部位拔罐，从而加强刺络法的疗效，可参照刺血疗法；煮针罐法是将药罐与刺络拔罐配合应用的方法。煮针罐法配方为川椒、桂枝、防风、当归、杜仲、牛膝、麻黄、桑寄生、川乌、红花等各30克，煮成适当浓度的药液，将竹罐投入此药液内，再煎煮15分钟。操作方法的前部分同刺络拔罐法，后部分同煮药罐法，留罐15分钟后起罐。每日1次或隔日1次，一般以5次为1个疗程。

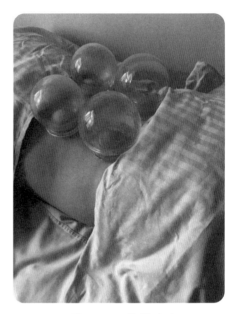

图1-29　拔罐疗法

【注意事项】

（1）凝血机制障碍、呼吸衰竭、重度心脏病、严重消瘦者，孕妇的腹部、腰骶部及严重水肿处不宜拔罐。

（2）拔罐时要选择适当体位和肌肉丰满的部位，骨骼凹凸不平及毛发较多的部位均不适宜。

（3）面部、儿童及年老体弱者拔罐的吸附力不宜过大。

（4）拔罐时要根据不同部位选择大小适宜的罐，检查罐口周围是否光滑，罐体有无裂痕。

（5）拔罐和留罐中要注意观察患者的反应，患者如有不适感，应立即起罐；严重者可让患者平卧，保暖并饮热水或糖水，还可揉内关、合谷、太阳、足三里等穴。

（6）起罐后，皮肤会出现与罐口相当大小的紫红色瘀斑，为正常表现，数日方可消除，如出现小水疱不必处理，可自行吸收，如水疱较大，则应消毒局部皮肤后，用注射器吸出液体，覆盖消毒敷料。

（7）嘱患者保持体位相对固定；保证罐口光滑无破损；操作中防止点燃后酒精下滴烫伤皮肤；点燃酒精棉球后，切勿较长时间停留于罐口及罐内，以免将火罐烧热烫伤皮肤。拔罐过程中注意防火。

（8）闪罐：操作手法应纯熟，动作轻、快、准；至少选择3个口径相同的火罐轮换使用，以免罐口烧热烫伤皮肤。

（9）走罐：选用口径较大、罐壁较厚且光滑的玻璃罐；施术部位应面积宽大、肌肉丰厚，如胸背、腰部、腹部、大腿等。

（10）留罐：儿童拔罐力量不宜过大，时间不宜过长；在肌肉薄弱处或吸拔力较强时，留罐时间不宜过长。

（11）有肺部慢性病的人拔罐会导致肺泡破裂，有肺部基础病的患者，如慢阻肺、肺结核、肺脓肿、支气管扩张等，不适用拔火罐。肺部有炎症时，经常会伴随肺泡的损伤或肺部有体液潴留。如果用拔火罐进行治疗，会使胸腔内压力发生急剧变化，导致肺表面肺大泡破裂，从而发生自发性气胸。

四、耳穴疗法

耳穴疗法在我国历史悠久，并广泛流传于民间。主要通过针（刺）、压（按压）、灸（艾灸等）、脉冲电流等数种措施刺激耳廓上的穴位或反应点，达到疏通经络、调整脏腑气血的作用，从而促进机体的阴阳平衡，达到防治疾病、改善症状目的的一种操作方法。该疗法治疗手段简单，取材容易，经济价廉，便于携带，疗效确切，尤其对一些慢性病症疗效较为卓著，而且具有安全、无痛苦、无不良反应等优点，易于推广应用。

【作用机制】

主要是因为耳廓与经脉、脏腑、神经关系密切。

1. 耳廓与经脉的关系

从历史文献中可以看到，耳与经脉是有着密切关系的，早在马王堆帛书《阴阳十一脉灸经》中就提到了与上肢、眼、颊、咽喉相联系的"耳脉"。到了《内经》时期，不仅将"耳脉"发展成了手少阳三焦经，而且对耳与经脉、经别、经筋的关系都作了比较详细的记载。在十二经脉循行中，有的经脉直接入耳中，有的分布在耳廓周围。如手太阳小肠经、手少阳三焦经、足少阳胆经等经脉、经筋分别入耳中，或循耳之前、后；足阳明胃经、足太阳膀胱经则分别上耳前，至耳上角；手阳明大肠经之别络入耳合于宗脉。六条阴经虽不直接入耳或分布于耳廓周围，但均通过经别与阳经相合。因此，十二经脉均直接或间接上达于耳。所以《灵枢·口问》篇说："耳者，宗脉之所聚也。"《灵枢·邪气脏腑病形》篇亦说："十二经脉，三百六十五络，其血气皆上于面而走空窍。其精阳气上走于目而为睛，共别气走于耳而为听。"

2. 耳廓与脏腑的联系

耳与五脏六腑的关系十分密切，是机体体表与内脏联系的重要部位。在经典著作中，有关耳与脏腑的关系论述很多。如《素问·金匮真言论篇》说："南方赤色，入通于心，开窍于耳，藏精于心。"《灵枢·脉度》篇亦说："肾气温于耳，肾和则耳能闻五音矣。"《难经·四十难》也说："肺主声，故令耳闻声。"后世医著在论述耳与脏腑的关系时更为详细，如《备急千金要方》中说"……神者，心之脏……心气通于舌，非窍也，其通于窍者，寄见于耳，荣华于耳。"《证治准绳》也说："肾为耳窍之主，心为耳窍之客。"《厘正按摩要术》中进一步将耳背分为心、肝、脾、肺、肾五部，其云："耳珠属肾，耳轮属脾，耳上轮属心，耳皮肉属肺，耳背玉楼属肝。"以上这些论述，体现了耳与脏腑在生理方面是息息相关的。临床用电针刺激耳穴胃区，观察对人体胃电的影响。实验结果表明，针刺耳穴胃区对胃电的波幅和频率呈良性双向性调整作用，即针前胃电波幅和频率偏低者，针后可提高；针前偏高的针后则能降低。提示针刺耳穴胃区对病理状态下的胃及十二指肠具有良好的改善功能，有恢复其功能正常的作用，说明针刺耳穴胃区对胃功能调整有相对的特异性，更加证实了耳穴和内脏之间存在着密切联系。因此针刺或贴压耳穴可调节脏腑和器官功能活动，从而治疗疾病。

3. 耳廓与神经关系

耳廓的神经很丰富，有来自脊神经颈丛的耳大神经和枕小神经；有来自脑神经的耳颞神经、面神经、舌咽神经、迷走神经的分支以及随着颈外动脉而来的交感神经。分布在耳廓上的四对脑神经及两对脊神经与中枢神经系统的均有联系，如分布在耳廓的耳额神经属三叉神经下颌支的分支，除司咀嚼运动和头面感觉外，还与脊髓发生联系；面神经除司面部表情肌运动外，还管理一部分腺体。延髓发出的迷走神经和舌咽神经对呼吸中枢、心脏调节中枢、血管运动中枢、唾液分泌中枢（呕吐、咳嗽中枢）等都有明显的调节作用。来自脊神经的耳大神经、枕小神经除管理躯干、四肢、骨关节肌肉运动以外，还支配五脏六腑的运动。由脑、脊髓部发出的副交感神经和脊髓胸、腰部发出的交感神经（分布在耳廓上的迷走神经属副交感神经，交感神经在耳廓上伴动脉分布）所组成的内脏神经，对全身的脏器几乎有双重支配作用，两者互相拮抗，而又互相协调，共同维持全身脏腑和躯干四肢的正常运动。

【适应证】

（1）各种风湿性疾病所引起的疼痛：如类风湿关节炎、风湿性关节炎、强直性脊柱炎、痛风等疾病引起的关节及肌肉疼痛。

（2）由于服用药物等带来的相关不良反应，如腹痛、腹泻、失眠、胸闷、心慌等等。

（3）长期风湿免疫性疾病导致的功能紊乱性疾病：如眩晕综合症、心律不齐、高血压、胃肠功能紊乱、月经不调、神经衰弱、失眠等。

（4）过敏性与变态反应性疾病：如过敏性鼻炎、哮喘、过敏性紫癜、过敏性休克、过敏性结肠炎、结节性红斑、风湿热、药热、血清病、荨麻疹等，耳穴疗法可以提高内源性肾上腺皮质激素含量，具有消炎脱敏、改善免疫功能等作用。

【选穴原则】

选穴原则一般根据下列 5 个方面考虑。

1. 按相应部位取穴

即根据人体的患病部位，在耳廓的相应部位（耳穴）取穴的方法。如胃病取耳穴"胃"，肩关节周围炎取"肩"穴，胆囊炎取"胰胆"穴等。这种取穴方法是应用耳穴治疗疾病时最基本、最重要的方法。许多疼痛性疾病、急性病，绝大多数可以在患病部位的相应耳穴找到敏感点，刺激这些敏感点，往往可以获得立刻缓解甚至消除病痛的效果。

2. 按藏象辨证取穴

即根据中医学中藏象学说的理论，按照各脏腑的生理功能进行辨证取穴的方法。例如，藏象学说认为"心主神明"，故"心"穴可以用于治疗失眠、神经官能症、癫病等；又如治疗脱发；藏象学说认为"肾其华在发"，故可取"肾"穴来治疗脱发；又如治疗皮肤病，藏象学说认为"肺主皮毛"，故取"肺"穴治疗各种皮肤病；再如治疗心血管疾病时，藏象学说认为"心与小肠相表里"，除取"心"穴外，再取"小肠"穴往往能取得满意的效果。

3. 按经络学说取穴

即根据经络学说取穴的方法。分为循经取穴、按经络病候取穴和按西医学理论取穴。

（1）循经取穴是根据经络的循行部位取穴，如坐骨神经痛（后支），其部位属足太阳膀胱经的循行部位，即取耳穴的"膀胱"穴治疗；又如臂之外侧痛，其部位属于少阳三焦经的循行部位，取耳穴"三焦"穴治疗，面三焦穴的发现和命名也是这样来的；再如偏头痛，其部位属足少阳胆经的循行部位，故取"胰胆"穴来治疗。

（2）按经络病候取穴是根据经络之"是动病"和"所生病"的病候来取穴。"是动病"是经脉病候的一类，出自《灵枢·经脉》篇，包括：①经脉循行径路的病症，如手阳明大肠经，"是动则病齿痛颈肿"。②经脉经气变动引致所连络脏腑的病症，如手太阴肺经，"是动则病肺胀满，膨膨而喘咳"，又如足少阴肾经从肾上贯肝膈，入肺中，"是动则病咳唾则有血，喝喝而喘"。其病主要由经脉传来，非本脏腑所生，故名"是动"。"所生病"是经脉病候的另一类，也出自《灵枢·经脉》篇，包括：①经脉所络属脏腑本身的病症，如手太阴肺经，"是主肺所生病者，咳。上气喘渴，烦心胸满"。②脏腑病延及所属经脉，反映在经脉据行路径的病症，如手太阴肺经所生病还有"臑臂内前廉痛、厥，掌中热"。其病一般由本脏腑所生，并非经脉传来，故名"所生"。"是动病"和"所生病'都是经脉及其所络属脏腑症候群，如手阳明大肠经的是动病为"大肠手阳明之脉……是动则病，齿痛、颈肿"，治牙齿痛和颈肿时可取耳穴"大肠"穴，又如手少阴心经的所生病为"心手少阴之脉……是主心所生病者，目黄、胁痛、臂内后廉痛、厥，掌中热痛"，故耳穴"心"可治疗目黄、胁痛、上肢的内侧面尺侧和掌中热痛等。

（3）按西医学理论取穴：耳穴中有许多穴位是根据西医学理论命名的，如交感、皮质下、肾上腺、内分泌等，这些穴位的功能是与西医学的理论是一致的。如交感穴，是现代研究发现此穴有近似交感神经和副交感神经的作用而命名的；又如肾上腺穴，是现代研究发现此穴有近似肾上腺的功能而命名的。因此，必须用西医学的理论来理解和运用这些耳穴。如胃肠疾患与自主神经系统有关，可取"交感"穴；又如肾上腺所分泌的激素有抗过敏、抗炎、抗风湿等作用，可取"肾上腺"穴来抗过敏、抗炎、抗风湿等。

4. 按临床经验取穴

按临床经验取穴是指在临床实践中发现某个（或某些）穴位对治疗某病有效，取而用之。如腰腿痛取外生殖器穴，胃痛取腕穴，甲状腺疾患取肘穴，肝昏迷取耳尖、结节放血，老花眼取枕穴等。

5. 风湿病科常见疾病取穴举例

类风湿关节炎：肝、脾、神门、内分泌、耳尖，再加腕、膝等（根据疼痛关节取）。

腰椎间盘突出：神门、肾上腺、腰椎、骶椎。

痛风：神门、肾上腺、皮质下，再加膝、踝、肘等（根据疼痛关节取）。

【常见方式】

1. 耳针法

利用毫针针刺耳穴，其操作程序如下。

（1）定穴和消毒：诊断明确后，用探棒或耳穴探测仪将所测得的敏感点或耳穴作为针刺点。行针刺之前耳穴必须严格消毒，先用 2.5% 碘酒消毒，再用 75% 的酒精脱碘，待酒精干后针刺。

（2）体位和进针：一般采用坐位，如年老体弱、病重或精神紧张者宜采用卧位，针具选用 26~30 号粗细的 0.5~1 寸长的不锈钢针。进针时，医者左手拇、食二指固定耳廓，中指托着针刺部的耳背，既可以掌握针刺的深度，又可以减轻针刺疼痛。然后用右手拇、食二指持针，在刺激点针刺即可，用快速插入的速刺法或慢慢捻入的慢刺法进针均可。刺入深度应视患者耳廓局部的厚薄灵活掌握，一般刺入皮肤 2~3 分，以达软骨后毫针站立不摇晃为准。刺入耳穴后，如局部感应强烈，患者症状往往有即刻减轻感；如局部无针感，应调整针刺的方向、深度和角度。刺激强度和手法依病情、体质、证型、耐受度等综合考虑。

（3）留针和出针：留针时间一般约 15~30 分钟，慢性病、疼痛性疾病留针时间适当延长，儿童、年老者不宜多留。留针期间为提高疗效，可每隔 10 分钟行针 1 次。出针是一次治疗的结束动作，医者左手托住耳廓，右手迅速将毫针垂直拔出，再用消毒干棉球压迫针眼，以免出血。

2. 电针法

是毫针法与脉冲电流刺激相结合的一种疗法，临床上更适用于神经系统疾病、内脏痉挛、哮喘诸症。针刺获得针感后，接上电针机两个电极，电针器旋扭要慢慢旋动，逐步调至所需刺激量，切忌突然增强刺激，以防发生意外。通电时间一般以 10~20 分钟为宜。

3. 埋针法

埋针是将皮内针埋入耳皮治疗疾病的方法，适用于慢性疾病和疼痛性疾病，起到持续刺激、巩固疗效和防止复发的目的。使用时，左手固定常规消毒后的耳廓，右手用镊子夹住皮内针柄，轻轻刺入所选耳穴，再用胶布固定。一般埋患侧耳廓，必要时埋双耳，每日自行按压 3 次，每次留针 3~5 日，5 次为 1 个疗程。

4. 压丸法

即在耳穴表面贴敷压丸替代埋针的一种简易疗法，压丸所选材料可就地取材，如王不留行、油菜籽、小米、绿豆、白芥子等。临床现多用王不留行和磁珠，因其表面光滑，大小和硬度适宜。应用时将王不留行或磁珠贴附在 0.6cm×0.6cm 大小的胶布中央，用镊子夹住胶布贴敷在选用的耳穴上，每日自行按压 3~5 次，每次每穴按压 30~60 秒，3~7 日更换 1 次，双耳交替。刺激强度依患者情况而定，一般儿童、孕妇、年老体弱、神经衰弱者用轻刺激法，急性疼痛性病证宜用强刺激法。

5. 穴位注射法

用微量药物注入耳穴，通过注射针对穴位的刺激和药物的药理作用，协同调整机体功能，促进疾病恢复，达到防治疾病的目的。一般使用结核菌素，注射器配 26 号针头，医者左手固定患者耳廓，右手持注射器刺入耳穴的皮内或皮下，行常规皮试的操作，缓缓推入 0.1~0.3ml 药物，使皮肤成小皮丘，耳廓有痛、胀、红、热等反应，操作完毕后用消毒干棉球轻轻压迫针孔，隔日 1 次。

【操作方法】（以耳穴贴压为例）

1. 评估

（1）主要症状、既往史，是否妊娠。

（2）对疼痛的耐受程度。

（3）有无对胶布、药物等过敏情况。

（4）耳部皮肤情况。

2. 告知

（1）耳穴贴压的局部感觉：热、麻、胀、痛，如有不适及时通知护士。

（2）每日自行按压 3~5 次，每次每穴 1~2 分钟。

（3）耳穴贴压脱落后，应通知护士。

3. 物品准备

治疗盘、王不留行籽或莱菔籽等丸状物、胶布、75% 酒精、棉签、探棒、止血钳或镊子、弯盘、污物碗，必要时可备耳穴模型。

4. 基本操作方法

（1）核对医嘱，评估患者，做好解释。

（2）备齐用物，携至床旁。

（3）协助患者取合理、舒适体位。

（4）遵照医嘱，探查耳穴敏感点，确定贴压部位。

（5）75% 酒精自上而下、由内到外、从前到后消毒耳部皮肤。

（6）选用质硬而光滑的王不留行籽或莱菔籽等丸状物粘附在 0.6cm×0.6cm 大小的胶布中央，用止血钳或镊子夹住贴敷于选好耳穴的部位上，并给予适当按压（揉），使患者有热、麻、胀、痛感觉，即"得气"。

（7）观察患者局部皮肤，询问有无不适感。

（8）常用按压手法如下。

对压法：用食指和拇指的指腹置于患者耳廓的正面和背面，相对按压，至出现热、麻、胀、痛等感觉，食指和拇指可边压边左右移动，或做圆形移动，一旦找到敏感点，则持续对压 20~30 秒。对内脏痉挛性疼痛、躯体疼痛有较好的镇痛作用。

直压法：用指尖垂直按压耳穴，至患者产生胀痛感，持续按压 20~30 秒，间隔少许，重复按压，每次按压 3~5 分钟。

点压法：用指尖一压一松地按压耳穴，每次间隔 0.5 秒。本法以患者感到胀而略沉重刺痛为宜，用力不宜过重。一般每次每穴可按压 27 下，具体可视病情而定。

（9）操作完毕，安排舒适体位，整理床单位。

【注意事项】

（1）耳廓暴露在外，结构特殊，血液循环较差，容易感染，且感染后易波及软骨，严重者可致软骨坏死、萎缩而导致耳廓畸变，故应重视预防。一旦感染，应立即采取相应措施，如局部红肿疼痛较轻，可涂 2.5% 碘酒，每日 2~3 次；重者局部涂擦四黄膏或消炎抗生类的软膏，并口服抗生素。如局部化脓，恶寒发热，白细胞增高，发生软骨膜炎，当选用相应抗生素注射，并用 0.1%~0.2% 的庆大霉素冲洗患处，也可配合内服清热解毒剂、外敷中草药，及外用艾条灸之。

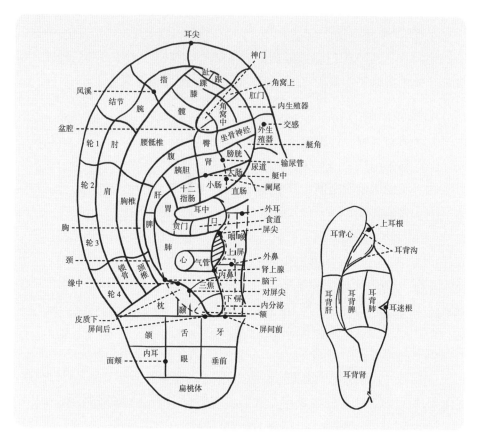

图 1-30　耳穴图

（2）耳廓上有湿疹、溃疡、冻疮破溃等，不宜用耳穴治疗。

（3）对肢体活动障碍及有扭伤的患者，在耳针留针期间可配合适量的肢体活动和功能锻炼，有助于提高疗效。

（4）有习惯性流产的孕妇禁用耳针治疗；妇女怀孕期间也应慎用，尤其不宜用子宫、卵巢、内分泌、肾等耳穴。

（5）患有严重器质性病变和伴有高度贫血者不宜针刺，对严重心脏病、高血压者不宜强刺激。

（6）耳针治疗时亦应注意防止发生晕针，万一发生，应及时处理。

五、针刀疗法

针刀疗法是由金属材料做成的在形状上似针又似刀的一种针灸用具。是在古代九针中的镵（音"缠"）针、锋针等基础上，结合西医学外科用手术刀而发展形成的，是与软组织松解手术有机结合的产物，已有十多年的历史，近几年有进一步发展的趋势，并为世人所重视。针刀疗法实为一种介于手术方法和非手术疗法之间的闭合性松解术，是在切开性手术方法的基础上结合针刺方法形成的。小针刀疗法操作的特点是在治疗部位刺入深部到病变处进行轻松的切割，剥离有害的组织，以达到止痛祛病的目的。其适应证主要是软组织损伤性病变和骨关节病变。小针刀疗法的优点是治疗过程操作简单，不受任何环境和条件的限制。治疗时切口小，不用缝合，对人体组织的损伤也小，且不易引起感染，无不良反应，患者也无明显痛苦和恐惧感，术后无需休息，治疗时间短、疗程短，患者易于接受。

【作用机制】

针刀的作用机制可概括为剥离粘连，切割疤痕，疏通经络，通畅气血，以松祛痛，通则不痛。详而言之，可分为以下 2 个方面。

1. 闭合手术作用

慢性软组织损伤的主要病理改变是组织间粘连与结疤。粘连、结疤这些病理因素作用于人体，使病变软组织本身及相邻组织处于一种动态平衡失调状态。针刀施术时，深入到粘连、结疤处，在病变部位作切割、剥离以解除病理因素，消除病变组织的紧张状态，恢复组织间的动态平衡。对拉应力异常所造成的骨质增生性疾病，利用刀的切割松解作用，消除软组织在骨附着处的紧张状态，恢复力学的平衡状态，从而起到治疗作用。对此类疾病的治疗，是应用了针刀闭合手术的松解效应。另外，针刀在病灶处的机械性刺激，能产生微量机械热，这种热能促使局部毛细血管扩张，微循环得以改善，可带走局部堆积的致痛物质，如 5- 羟色胺、缓激肽、前列腺素、K^+ 等，所以针刀闭合手术具有镇痛的作用。

2. 针刺作用

针刀治疗时，施术部位在敏感压痛点处。中医认为压痛点是"阿是穴"，是经络受阻，气血瘀滞所致。通常针灸所用毫针的针尖直径为 0.03mm，而针刀的刀口线为 0.4~0.8mm，针刀作用于阿是穴的效应是毫针的几倍，甚至几十倍。针刀在阿是穴切割和剥离粘连的软组织，具有针刺的作用，但强于针刺作用，能迅速激起人体的应激反应，通经活络，调畅气血，平衡阴阳，"通则不痛"，临床症状随之消失。

3. 在风湿病中的作用机制

目前针刀疗法的应用不再局限于对慢性软组织损伤及骨质增生性疾病。对于强直性脊柱炎髋关节受累及脊柱畸形、类风湿关节炎稳定期的关节畸形，以针刀松解配合手法治疗常常可以取得意想不到的疗效，为此类疾病的矫形治疗增添了新的内容，有着广阔的前景。针刀疗法具有痛苦小、疗效高、疗程短、见效快、易接受等优点，值得广泛推广应用。而其具体作用机制等也有待于我们进一步深入研究挖掘。

【适应证】

（1）四肢躯干的慢性软组织损伤性疾病，如项韧带损伤、肩周炎、肱骨外上髁炎、腕管综合征、腰椎间盘突出症、各种腱鞘炎、滑囊炎等。

（2）四肢躯干的骨质增生性疾病，如跟骨骨刺、膝关节骨质增生症等。

（3）风湿病中强直性脊柱炎累及髋关节者，及脊柱受累、功能受限者。类风湿关节炎稳定期功能障碍的改善、关节畸形矫正、类风湿关节炎累及颈椎的功能改善。

【禁忌证】

针刀疗法作为一种闭合性手术方式，有与各种手术相同的禁忌证，需要牢记。

（1）发热患者。

（2）存在严重心肺功能不全，或者其他影响生命的内脏疾患的发作期。

（3）施术部位有皮肤感染或破溃，或有深部脓肿。

（4）晕针者。

（5）治疗部位存在不可避开的重要神经、血管者。

（6）存在严重凝血功能障碍者。

（7）孕妇。

【操作方法】

1. 操作前准备

操作前应做好沟通解释工作，告知患者治疗的必要性、存在的可能风险、术中术后的不良反应及应对措施。使患者能够以轻松的心态接受操作。并评估患者对疼痛耐受情况，评估是否需要应用麻醉药。

2. 物品准备

应准备好合适的针刀、无菌洞巾、无菌手套、消毒棉球、碘伏、胶布等。

3. 操作步骤

（1）定点，找准进针刀点，分清病变层次和该处的解剖关系，在进针刀部位做一标记，局部常规皮肤消毒，覆盖洞巾。

（2）定向，针刀口线与该处大血管、神经及肌纤维走行方向平行。若肌纤维方向不与神经、血管走向一致，则以神经、血管走向为进针刀方向。

（3）加压分离，右手拇指捏住针刀柄，其余三指托住针刀体，稍加用力但不刺破皮肤，使进针刀点处成为一个长形凹陷，使刀口下的神经、血管分离在刀口两侧。

（4）刺入，继续加压，感到坚韧感时，说明刀口下组织已接近骨质，稍加压即可刺透皮肤，到达需要深度，施行各种手术方法。

4. 体位选择

针刀治疗时必须根据治疗所选进针点的具体部位，选择适当的体位，使患者放松，同时便于施术操作。临床上常用的体位主要有以下几种。

（1）仰卧位：适宜于取头、面、胸、腹部进针点和上下肢部分的进针点。

（2）侧卧位：适宜于在身体侧面和上下肢部分的部位治疗。

（3）伏卧位：适宜于在头、项、脊背、腰臀部和下肢背侧及上肢的一部分进针。

（4）仰靠坐位：适宜于颜面和颈前的进针点操作。

（5）俯伏坐位：适宜于项、背部的进针。对于颈椎病的治疗，该体位最为常用。

（6）侧伏坐位：适宜于面颊及耳前后部位的操作。

对初诊、精神紧张或年老、体弱、病重的患者，应尽量采取卧位。

5. 手术方法

（1）纵行剥离法：粘连、疤痕多发生在肌腱附着点。刀口线与肌纤维走行方向平行，针刀达骨面时，纵行疏通，按附着点的宽窄，分几条线疏剥。

（2）横行剥离法：粘连发生在肌肉纤维的非附着点处，刀口线与骨纤维走行方向平行刺入，达骨面后，与肌肉或韧带垂直方向铲剥。

（3）切开剥离法：几种软组织互相粘连、结疤，范围较大，将刀口线与肌纤维走向平行刺入患处，在相互间的粘连或疤痕处作切割剥离。

（4）通透剥离法：粘连、结疤范围较大时，在结疤处取数点进针刀，进针刀点选在肌肉间隙或其他软组织间隙处，达骨面时，将病变软组织从骨面铲起（附着点例外），并将软组织相互间的粘连、疤痕疏通切开。

（5）切割肌纤维法：部分肌纤维紧张或挛缩，引起疼痛和功能障碍时，将刀口线与肌纤维走向垂直刺入，切断少量紧张痉挛的肌纤维。此法可广泛用于四肢、腰背软组织损伤性疼痛。

【注意事项】

（1）严格掌握适应证、禁忌证。

（2）防止晕针，尤其对精神紧张和体弱者应注意

（3）严防术中损伤神经、血管及胸膜、肺、肝、肾、延髓等器官。

（4）术前检查针刀体有无断裂或卷刃。

（5）术毕，按压针刀口 3~5 分钟，观察无渗血，方可用创可贴外敷。

六、浮针疗法

浮针疗法是一种侵入性的物理治疗方法，为符仲华教授创造发明。主要运用一次性浮针针具（简称浮针）为治疗工具，以局部病症为基准，在病痛周围（而不是在病痛局部）进针，针尖对准病灶，针体沿浅筋膜（主要是皮下疏松结缔组织）层行进，在局限性病痛周围或邻近四肢的皮下组织进行扫散手法的针刺活动，是一种针刺治疗方法，属于物理治疗的范畴。

浮针疗法与目前针灸临床常用的疗法比较，在操作方法上不同，主要在进针部位、进针深度、操作方法、留针时间上不同。

（1）按部位选点：浮针疗法根据病变部位所在位置和病变部位的大小来决定进针点的选取，浮针进针点的选择与发病的部位有经络理论上关系，但很多时候也会远离病灶。

（2）在病灶周围进针：浮针疗法并非作用在病变局部，而是作用在病灶周围，针尖并不一定达到病所，这是浮针疗法和"以痛为腧"理论及阿是穴疗法不同之所在，也是浮针疗法机制研究的难点和重点所在。

（3）皮下浅刺：相对于传统针刺疗法大多要深达肌肉层，浮针疗法所涉及的组织是皮下组织（主要是皮下疏松结缔组织），作用部位更表浅，往往可以避开重要的神经血管，因此也更加安全。

（4）不要求得气：浮针疗法要求避免患者有酸、胀、重、麻、沉等得

气感，医生持针的手应有松软无阻力的感觉，因此也减少了提、插、捻、转等操作，减少了针具断裂、肌肉纤维等组织纠缠针具的情况，减少了患者的痛苦。

（5）留针时间长：传统针刺方法一般留针15~20分钟，很少超过60分钟，而浮针疗法要求留针较长时间。因为采用浮针针具，在一般情况下，进针时和留针过程中患者没有不适的感觉，甚至不会注意到针的存在。

（6）针尖必须直对病灶：浮针治疗过程中进针部位不能距离病灶太远，进针部位和病灶一般应在相邻两个关节之间，尽量不要越过关节，否则效果较差。进针时针尖必须对准病灶，不能偏歪，因此在操作时必须聚精会神，心无旁骛，这与传统针灸学强调的"治神"有相似之处。

（7）扫散是重要环节：扫散动作是进针完毕后针体左右摇摆如扇形的动作，这是浮针疗法最鲜明的特点。有无扫散动作，或扫散完成得好坏，常常是有无疗效或疗效好坏的原因。

【适应证】

浮针疗法最早用于治疗疼痛类病症，后来随着临床经验积累，适应证不断增加。主要适应证分为以下3类。

（1）治疗四肢部的软组织疼痛，涉及的病种有：网球肘、高尔夫球肘、桡骨茎突狭窄性腱鞘炎、屈指肌腱腱鞘炎（弹响指）、桡侧伸腕肌腱周围炎、冈上肌肌腱炎、肩峰下滑囊炎、髌下滑囊炎、慢性膝关节炎、跟腱炎、干性坐骨神经痛等等。

（2）治疗躯干部非内脏病变引起的疼痛，主要的病种有：类风湿关节炎、膝骨关节炎、强直性脊柱炎、急性腰扭伤，慢性腰椎退行性病变、颈椎病（主要是神经根型颈椎病）、肌纤维织炎、带状疱疹后遗痛等。

（3）治疗头面部疼痛和非疼痛性疾病，特别是风湿病引起的颞颌关节炎、颈椎病引起的颈源性头痛等，浮针疗法往往有迅捷的疗效。

【禁忌证】

（1）传染病、恶性病、急性炎症、发热患者。

（2）孕妇，尤其是妊娠时间在3个月以内的。

（3）皮肤感染、溃疡、瘢痕或肿瘤。

（4）自发性出血或凝血功能障碍的患者。

（5）免疫力低下或使用免疫抑制剂等易感染患者，如糖尿病患者留管时间要短，或者不留管。

（6）针刺部位要在安全、不影响活动处。

（7）伴有全身或局部水肿的患者。

（8）贴膏药、搽红花油等药后短时间内尽量不用本法。

（9）局部封闭后短时间内不用本法。

（10）疼痛不明显的不用本法。

【操作方法】

浮针治疗的操作是重要环节，操作准确与否直接关系到疗效，因此，临床操作时一定要注意明确适应证，在全面了解病因、病理、病情、病变范围大小、病变位置等情况的基础上，对软组织伤痛的部位、程度、性质等综合分析，明确诊断，从而确定是否适合采用浮针治疗。

【操作前的准备】

1. 选择针具

在选择针具时，应根据患者的性别、年龄的长幼、形体的肥瘦、体质的强弱、病变部位的深浅、治疗的具体位置、病变性质，选择长短、粗细适宜的针具。如男性、体壮、形肥，且病变部位较深者，可选用稍长稍粗的浮针。反之若女性、体弱、形瘦，而病变部位较浅者，就应选用较短、较细的针具。至于根据治疗的具体位置和病变性质选针，一般皮薄肉少之处，病变较为轻浅时，如肌纤维织炎，选用较短、较细的浮针；皮厚肉多之处，病变复杂难治时，如椎间盘突出症等宜选用长、粗的浮针。

浮针针具（简称浮针）是浮针疗法治病的主要工具，为复式结构，主要构造如下。

（1）针芯：由不锈钢制成，该部分使浮针达到足够的刚性以快速进入人体，外面包有软套管，针尖呈斜坡形。

（2）软套管及针座：是浮针的主要结构，起关键作用。针芯包裹其中，该部分使浮针同时具有足够的柔软度以利长时间留针。针座是浮针的附属结构，借此可以固定留置于体内的软套管。

（3）保护套管：为保护针芯和软套管不与他物碰撞产生磨损，同时也有利于保持无菌状态。

2. 选择体位

浮针疗法留针时间虽然长，但留针时可以活动，所以对体位的要求不像传统针灸疗法那样严格。但也要注意选择合适的体位，如体位选择不当，在施术过程中患者紧张，医生进针、行针不便，会给患者造成痛苦。

治疗时必须根据治疗所选进针点的具体部位，选择适当的体位，使患者放松，同时便于施术操作。临床上常用的体位主要有以下几种。

（1）仰卧位：适宜于取头、面、胸、腹部进针点和上下肢部分的进针点。

（2）侧卧位：适宜于在身体侧面和上下肢部分的部位治疗。

（3）伏卧位：适宜于在头、项、脊背、腰臀部和下肢背侧及上肢的一部分进针。

（4）仰靠坐位：适宜于颜面和颈前的进针点操作。

（5）俯伏坐位：适宜于项、背部的进针。对于颈椎病的治疗，该体位最为常用。

（6）侧伏坐位：适宜于面颊及耳前后部位的操作。

对初诊、精神紧张或年老、体弱、病重的患者，应尽量采取卧位。

3. 明确病痛点

明确病痛所在和病痛程度是浮针疗法不可或缺的重要方面，明确病痛点不仅仅需要知道位置、范围，也需要判断何种组织损伤，从而判断预后。浮针疗法操作过程中，时常需要按压痛点以观疗效，从而决定扫散的时间，因此在病痛点确定后，最好要做标记。

（1）病痛范围大时，尽量找出最痛点，患者表达不清时选中央。

（2）病痛范围小，尤其是在关节附近或关节内部时，要让患者多次改变关节姿势，以使痛点明确。

（3）在颈项躯干部，人体的位置觉迟钝，较难分辨疼痛的位置，这时更需要医生耐心检查，细细体会指下的感觉，查看是否有条索样、硬结等异常感觉。在查找痛点的过程中，用力要由轻而重，搜寻范围由大而小，一定要找到疼痛所在，然后才能治疗。

（4）正常体位时患者不感觉疼痛，医生检查也没有压痛，只有当摆到某一特定姿势时，患者才有疼痛。这种情况下可以让患者保持那一特定姿势，再操作浮针。

4. 确定进针点

进针点的选择关系到进针顺利与否，关系到疗效的好坏。在选择进针点的过程中，要明确以下几点。

（1）多数情况下在距痛点 6~8cm 处。

（2）多选择在病痛部位上、下、左、右处，这样便于操作和留针，但要是病痛在肋间，则斜取肋间，效佳。

（3）避开皮肤上的瘢痕、结节、破损等处。

（4）尽量避开浅表血管，以免针刺时出血。

（5）进针点与病痛处之间最好不要有关节，否则效果会相对差。

5. 消毒

针刺前必须做好消毒工作，其中包括进针部位的消毒和医者手指的消毒。对于糖尿病等免疫力低下的患者，尤其需要注意消毒。

（1）进针部位消毒：在需要针刺的部位，用 75% 酒精棉球擦拭即可，应由进针点的中心向四周擦拭；或先用 2.5% 碘酒棉球擦拭，然后再用 75% 酒精棉球脱碘。当进针点消毒后，切忌接触污物，以免重新污染。也可用碘伏消毒。

（2）医者手指消毒：施术前，医者应先将双手洗刷干净，待干后再用 75% 酒精棉球擦拭即可。

【针刺治疗】

1. 进针和运针

操作分 2 步进行，第一步进针，第二步运针。

进针操作时，一般应双手协同，紧密配合。临床上一般用右手持针操作，主要是以拇指、食指、中指三指夹持针柄，状如斜持毛笔，用左手拇指、食指夹持辅助针身，类似毫针刺法中的夹持进针法。进针时针体与皮肤呈 15~35° 角刺入，用力要适中，透皮速度要快，不要刺入太深，一般5mm，略达肌层即可。然后松开左手，右手改变斜持毛笔样的姿势，用拇指、食指、中指三指拿捏针座，仔细地轻轻提拉，使针身离开肌层，退于皮下。浮针在皮下的标志有二：一是不扶持时，针身随即倾倒，若在肌层，则不易倾倒；二是医生在提拉浮针的过程中有突然轻松的感觉。确保浮针针尖在浅筋膜层，即可放倒针身，做好运针准备。

运针，是指针入皮下后到针刺完毕之间的一段操作过程。运针时，单用右手，沿皮下向前推进。推进时稍稍提起，避免针尖过多深入。运针时可见皮肤呈线状隆起。在整个运针过程中，右手感觉空松软滑易进，患者没有酸胀麻痛等感觉。运针深度一般掌握在 25~35mm 之间。对范围大、病程长的病痛，运针深度可长，反之则短。到达一定深度后做扫散动作。扫散动作是浮针疗法的鲜明特色，是运针完毕到抽出针芯前的一个动作。操作方法：以进针点为支点，手握针座，左右摇摆，使针体做扇形运动。

扫散动作的操作要点：动作要轻柔、有节律、稳定，不或上或下，要圆中有方，方中带圆；神情要专注，心无旁骛，医者细心体会针下的感觉和患者的反应；操作时间尽量长，一般在 2~3 分钟，直到患者的疼痛完全消失或不再减轻为止。扫散完毕，抽出针芯，将针放入锐器盒。

2. 针刺的方向

浮针疗法对针刺的方向要求较为严格。针尖必须由远而近地直对病痛部位，偏差则效果不佳。一般来说，如果针刺方向偏离进针点与痛点的连线超过 20°，疗效即大受影响；如果由近而远地反方向对着病灶，成 180°，效果更不理想。

3. 留针和出针

将针刺入皮下运针后，使针留置于皮下称为留针，是针刺治疗全过程中的重要环节，目的是为了保持镇痛效应。因为临床上常常发现，运针完毕疼痛即减或消失，但若随即起针，病痛会复作，留针可维持即刻疗效。

在留针时多用胶布贴敷，把软套管的针座固定于皮肤表面即可，为安全起见，进针点处可用消毒干棉球覆盖一薄层后用胶布贴敷。

留针时间以一天为宜。另外留针时间的长短还要根据天气情况、患者的反应和病情的性质决定。若气候炎热，易出汗，或患者因为胶布过敏等因素造成针口或局部皮肤瘙痒，则留针时间不宜过长。若气候凉爽，不易出汗，患者没有不适感，则留针时间可长一些。至于病情的性质与留针时间长短的关系，一般而言，病情复杂、缠绵难愈的病症，如癌性疼痛，留针时间要长；而病情轻浅、病程较短的病，留针时间可短一些。

在留针达到既定的时间后出针。出针时一般先以左手拇、食指按住针孔周围皮肤，右手拇、食两指拿捏浮针针座，不要捻转提插，慢慢将软管起出，用消毒干棉球按压针孔，防止出血。出针后患者休息片刻即可离开。

4. 针刺间隔时间、次数和疗程

这里的间隔时间指的并不是相邻两次针刺之间的时间。和传统针刺方法不同，在浮针疗法中，针刺间隔时间是指从上次起针到下次进针的时间。

浮针疗法所需要的治疗次数要比传统针灸少很多，但也不是所有的病例都可以一劳永逸。多数病例需要 2 次以上的治疗，特别是慢性病，如颈椎病、腰椎间盘突出症等。间隔时间以 1 天为最佳，针刺次数的多寡取决于病痛的进展情况。一般以患者症状消失为原则，甚至在症状消失后依旧可以续针 1~2 次，以巩固疗效。

5. 异常情况的处理和预防

（1）皮下瘀血

若为微量的皮下出血，局部小块青紫时，一般不必处理，可以自行消退，只要告知患者，消除其顾虑情绪及恐惧心理即可，不必立即起针。若局部肿胀疼痛较剧，青紫面积大而影响到功能活动时，可先起针，冷敷止血，24 小时后再热敷，或在局部轻轻揉按，以促使局部瘀血消散吸收。

（2）晕针

晕针是在针刺过程中患者发生晕厥现象。晕针时，患者出现精神疲倦、头晕目眩，面色苍白，恶心欲吐，多汗、心慌、四肢发冷，血压下降，或神志昏迷，仆倒在地，唇甲青紫，二便失禁。对于晕针应着重预防。对于初次接受浮针疗法治疗，或精神紧张、身体虚弱者，应做好解释工作，消除其对针刺的顾虑，同时选择适合的体位，手法要轻；当患者饥饿、疲劳时，应令其进食、休息、饮水后再予针刺。医生在针刺治疗过程中，要精神专注，随时注意观察患者的神色，询问患者的感觉，一旦有不适等晕针先兆，可及早采取处理措施，防患于未然。

晕针的处理方法：立即停止针刺，将针起出。使患者平卧，注意保暖，轻者仰卧片刻，给饮温开水或糖水后，即可恢复正常。重者在上述处理的基础上，可刺人中、素髎、内关、足三里，灸百会、关元、气海等穴，即可恢复。若仍不省人事，呼吸细微，血压下降，可考虑配合其他治疗或采用急救措施。

【注意事项】

浮针疗法安全可靠，疗效快捷确切，但由于人的生理状态和生活环境条件不同等因素，在运用浮针疗法治疗时，还应注意以下几个方面，才能达到事半功倍、安全有效的目的。

（1）患者在过于饥饿、疲劳、精神紧张、过饱、刚刚睡醒时，不宜立即针刺。

（2）浮针疗法留针时间长，相对传统针刺疗法而言，理论上讲，较易感染。浮针器具只能一次性使用，同时要注意消毒。特别是对容易感染的患者，如糖尿病患者，当加倍小心，慎防感染。

（3）留针期间，应注意针口密封和针体固定，嘱患者避免剧烈活动和洗澡，以免汗液和水进入机体引起感染。

（4）针刺的部位一般应选在对日常生活影响较小的部位。关节处活动度较大，一般不宜选用，可在关节附近进针。另外也不要太靠近腰带的部位，因为腰带的活动或紧束会影响针体的固定。

（5）根据情况，进针点可以选择在离病灶较远的地方，但浮针进针点和病痛部位之间尽量不要有关节，否则疗效会相对差。尤其是外侧（伸面），不要跨关节浮针治疗。

（6）治疗消化道疾病，由于腹部皮肤松弛，留针时刺入的针具活动范围较大，方向容易偏差，影响治疗效果，故除了加强固定外，还要嘱患者少活动。同时注意观察，一旦发现针体歪斜，及时予以调整。

（7）当肢体浮肿时，效果不佳，可改用他法治疗。例如系统性红斑狼疮、类风湿关节炎的治疗，大量的激素会导致水肿，在这种情况下，浮针疗法镇痛效果差。

（8）在涂抹过红花油等刺激性外用药的局部，或用过封闭疗法的局部，在短时间内不宜针刺。

（9）对于外观红肿或发热的病痛，如痛风急性期，治疗效果不如外观没有变化的，如网球肘。

（10）留针过程中要嘱咐患者控制运动量，不能出汗。少数情况下，留置于皮下的软套管移动后会触及血管，导致疼痛，可嘱患者自行起针或家人帮助，也可到附近的医疗机构取出。

（11）局部有异常感觉时，不要紧张，大多为胶布过敏所致，可改用其他类型的物件固定。

七、运动疗法

运动疗法指的是利用器械、徒手或患者自身力量，通过某些运动方式（主动或被动运动等），使患者全身或局部运动功能、感觉功能恢复的训练方法，是应用体育锻炼或运动作为防病治病手段的一种方法，现已经成为防治风湿病的一项非常重要的方法。运动能够舒筋壮骨，利关节，疏通气血，强壮脏腑，调养精神，能够延缓软骨组织的退变、提高肌肉力量、恢复肌肉骨骼的正常功能，还具有缓解疼痛、改善关节活动度、保护软组织等作用。

《言习斋言行录》曰："一身动则一身强。"《遵生八笺》强调："运体以却病，体活则病离。"形体属阴，易静难动，通过运动锻炼肢体，展舒筋骨，疏通气血，则可以使形体得以调养；神气属阳，易动难静，通过运动锻炼，摒除杂念，安定神气，调摄精气，能使神气得到充养。动以养形，静以养神，动静结合，即可兼养形神，从而驱除疾病，使生命活动长盛不衰。传统运动健身法丰富多彩，各具特色，常见的有"八段锦""太极拳""五禽戏""易筋经"等，这些方法多吸收了传统的吐纳、导引、养生、练气等功法，既能练形又能练神，形神兼养。这是中医学的宝贵财富，既可健身，又能治病。

【基本原理】

目前虽然药物治疗是治疗风湿病的主要方法，但单用药物治疗对已经出现关节僵直畸形阶段的康复并不能获得满意的疗效，因此需要充分发挥运动疗法的积极作用。运动从一开始即应成为风湿病整体治疗计划的必要部分，运动疗法可以使炎症减轻，改善血液循环，保持肌肉张力，从而维持和重新获得关节的运动功能，还能消除心理抑制，提高患者生存质量。

【运动原则】

风湿病运动疗法的原则包括：保持锻炼—休息平衡；注重姿势和伸展性练习；适当配合按摩和手法；注重关节功能锻炼、制定合理的治疗目标等。运动疗法应由医师制订运动处方。

1. 保持锻炼—休息二者平衡

合适的锻炼—休息平衡计划应按风湿病的实际病情来制订。一般来说每天应休息 8 小时以上；对伴有发热等全身症状的急性关节炎需卧床或使用休息夹板，但应坚持做等长性肌力练习；亚急性期可每天作伸展练习和关节运动操 2~3 次；慢性期可实施关节运动操、器械运动和水中运动等各种功能锻炼。风湿病所致关节病变可因身体过度活动疲劳而加重，但关节不活动又势必导致强硬和挛缩。每天的运动量应以第 2 天不感觉到疼痛加重为宜。

2. 注重姿势和伸展性练习

引起风湿病关节疼痛的主要原因是炎症导致的渗出增加，关节内压力增大。当关节半屈曲位关节压力较低，可减轻炎性疼痛，故急性期患者常采取关节半屈曲姿势，久之就会形成特征性强直畸形。所以静息时肢体维持伸展位姿势、急性期夹板固定、牵伸是十分必要的。

炎性疼痛和错误的姿势可导致关节囊、韧带、肌肉和筋膜的挛缩。休息时应使肢体经常保持正确的伸展位，还应避免长久的站立或过度步行，座位应有靠背和扶手，以减轻关节的负担。

伸展性练习是为了改善挛缩关节的运动范围，分为被动、主动辅助和主动运动 3 类。风湿病患者运动应多采用主动辅助运动，利用滑轮、支架、绳索、沙袋和重锤等简易装置做关节间断牵引可以取得很好的效果，并逐步增加牵伸的角度和沙袋的重量。另外，牵伸前配合热疗或水中运动对开展伸展性练习非常有帮助。

3. 适当配合按摩和手法

推拿按摩可以很好地改善风湿病患者关节功能，具有减轻疼痛、促进肢体血液循环、放松关节、松解肌肉痉挛的作用。急性期可采用推法、拿法、搓法、按法等对肢体和穴位进行刺激，但应用力适度，避免过度刺激；慢性期可采用摇法，根据关节骨质情况进行适当强度的弹动、扳法、振摇手法，用力应轻巧、快速而有弹性，活动幅度由小逐步增大，切忌暴力，急于求成。关节功能好转后，应教会患者在平时或起床时做自我按摩动作，如拍、推、揉、扳、两手搓颈、双手擦腰、两手交替捻摇手指各关节和两手揉大小腿等。也可以借助工具改善患者功能，如对晨僵显著影响生活自理者采用起床前定时自动关节活动器，可明显缓解症状。在风湿病患者关节病变中后期，关节囊和关节腔内易发生纤维性粘连，是关节活动痛和活动度减少的重要原因。对慢性稳定期的纤维性强直关节（行 X 线检查排除骨性强直）可在药物治疗基础上，并运用"抚、抖、摇、拉、推、松"等关节粘连分离手法，离断关节内粘连条索，返纳脱位和嵌顿的滑膜组织，可促进关节组织消肿，解除粘连组织的牵扯痛和压迫痛，有利于开展关节功能锻炼。

4. 注重关节功能锻炼

关节功能锻炼应以改善关节活动度为主。患风湿病时，关节的无痛和有痛活动度均减少，而最有意义的是关节有痛活动度的减少，改善关节活动度的目的是要维持前者、加大后者，从而逐步增加关节活动度。风湿病关节病变病情尚未稳定时在药物治疗的基础上配合理疗、按摩和牵伸运动可协助改善关节活动度，此时多采用助力主动运动训练；转入缓解期后则可主动运动训练。锻炼要每日进行数次，力求达到最大关节活动度，但过程要循序渐进、动作宜缓慢，以不引起损伤和疼痛持续加重为度。

关节运动操是以锻炼患病关节为重点的风湿病患者专用医疗体操，既吸取了我国古代易筋经、八段锦等健身操简要明快的特点，又能体现现代关节解剖力学的原理。全操分 9 段 28 节，可按病情各异分段选练，可针对受累关节部位逐节锻炼，可以局部关节为主连贯成套，也可作全身锻炼。本操易学易做，便于在病室或家庭中长期坚持，疗效可靠，对改善患病关节的力学结构，增加稳定性、灵活性，增强肌力，强健神经，提高机体协调动作的能力有十分积极的作用。多项研究提示：传统太极拳和八段锦对改善风湿病关节症状有一定帮助。

5. 制定合理的治疗目标

"目标治疗"已经成为风湿病治疗的重要原则，应在风湿病患者初次就诊时就制定治疗目标。除临床症状、体征、理化指标以外，改善或恢复日常生活活动能力也应当成为治疗目标之一，以改善患者在家庭或社会独立生活和工作的能力。具体训练项目一般包括：起床、自洁、穿衣、饮食、入厕等动作，这些动作的完整是维持独立生活不可缺少的。当患者能完成以上动作时，在心理上就可建立独立生活的信念，从而对康复治疗充满信心，最后治疗成功。

应根据患者不同情况进行有重点训练：如尚无明显关节功能障碍时则以保持洗漱、吃饭、步行等最基本生活活动训练为主；在支撑和行走困难时则应首先教患者学会正确使用腋杖、手杖、膝踝塑料支具、矫形鞋、休息夹板等自助装置和矫形支具，可部分取代因关节活动度丧失而失去的功能，有利于进一步的功能康复。系统施行整体动作有困难时，可先将某些生活动作分解成简单的运动方式，并采用省功易行的方法训练，或加用必要的工具，尽量采用节省能量和有利矫形的运动方式（如用加长的勺子或筷子，可以有效改善病人的进餐能力），再训练连贯协调的实用动作，往往事半功倍。

【常用运动功法】

1. 颈部练功法

适用于强直性脊柱炎、类风湿关节炎累及颈椎、颈部肌肉劳损、落枕、颈椎关节突错位整复后以及颈椎综合征等。

锻炼方法：可采用站立或坐位。站立时两足分开与肩同宽，双手叉腰进行深呼吸，做以下动作。

（1）前屈后伸：在练习前先进行深呼吸，吸气时颈部尽量前屈使下颌接近胸骨柄上缘，呼气时颈部后伸至最大限度。反复7~8次。

（2）左右侧屈：吸气时头向左侧，呼气时头部还原正中位；吸气时头向右侧，呼气时还原。左右交替，反复7~8次。

（3）左右旋转：深吸气时头面部从右向左转，呼气时头面部由左向右转。左右交替，反复 7~8 次。

（4）左右回环：头部做顺时针方向或逆时针方向回环运动，顺逆交替，小回环 3~4 次；最后做大回环，顺逆方向各 1 次。

2. 腰背部练功法

适用于腰背部练功法适用于强直性脊柱炎、脊柱退行性疾病、腰部扭伤、腰肌劳损韧带损伤、脊柱稳定型骨折恢复期等。锻炼方法如下

（1）前屈后伸：两足分开与肩同宽站立，双下肢保持伸直，双手叉腰，腰部做前屈后伸活动，反复 4~5 次，活动时尽量放松腰部肌肉。

（2）左右侧屈：两足分开与肩同宽站立，双上肢下垂伸直，腰部做左侧屈。左手顺左下肢外侧尽量往下，还原，然后以同样姿势做右侧屈。反复 7~8 次。

（3）左右回旋：两足分开与肩同宽站立，双手叉于腰部做顺时针及逆时针方向旋转各 1 次，然后由慢到快、由小到大地顺逆交替回旋 4~5 次。

（4）拱桥式：仰卧位，双侧屈肘、屈髋、屈膝，头、双足、双肘五点作支撑，双掌托腰用力将腰拱起，反复多次。经过一段时间的锻炼后，腰部肌力增强，可进一步练习腰肌力：将双上肢屈曲放于胸前，以头及双足三点支撑拱腰锻炼；逐渐练习用双掌双足四点作支撑，做拱桥状锻炼。

（5）飞燕式：俯卧位，双上肢靠身旁伸直，使头肩和双上肢向后上方抬起；或双下肢伸直向后上抬高；进而两个动作可同时进行，呈飞燕状，反复多次。

3. 肩、肘部练功法

适用于类风湿关节炎累及肩周关节、肩肘关节脱位、肱骨骨折与前臂骨折。尤其肩关节周围炎的患者更需要肩关节的功能练习，锻炼方法如下。

（1）前伸后屈：采取站立位，双足分开与肩同宽；双手握拳放在腰间，用力将上肢向前上方伸直用力收回。左右交替，反复多次。

（2）弯腰划圈：站立后，两足分开，前弯腰使患肢伸直下垂，做顺、逆时针方向划圈，由小到大，由慢到快。

（3）内外旋转：半蹲位，双手握拳，肘关节屈曲，前臂旋后，利用前臂来回划半圆圈做肩关节内旋和外旋活动。两臂交替，反复多次。

（4）上肢回环：站立位，两足分开与肩同宽；手叉腰，另一手握拳，整个上肢做顺、逆时针方向划圈回环。由小到大，由慢到快，左右交替，

反复数次。

（5）手指爬墙：两足分开站立，后面及侧身向墙壁，用患侧手指沿墙壁徐徐向上爬行，使上肢高举到最大限度，然后再沿墙归回到原处，反复多次。

（6）箭步云手：双下肢前后分开成箭步站立，用健手托患肢前臂使身体重心先后移，双上肢屈肘，前臂靠在胸前，再使身体重心移向前，时把患肢前臂在同一水平上做顺时针或逆时针方向弧形伸出，前后交替，反复多次。

（7）肘部屈伸：取坐位，将患肢放在桌面的枕头上，手握拳用力徐徐屈肘、伸肘，反复多次。

（8）手拉滑车：安装滑车装置，患者在滑车下，取坐位或站位；两手持绳之两端，以健肢带动患肢，徐徐来回拉动绳索。

4. 前臂、腕、手部练功法

适用于类风湿关节炎累及前臂及腕关节、桡尺骨下端骨折、前臂骨折胸部扭伤或劳损，手部掌指或指间关节脱位、手部骨折和手部外伤的患者。锻炼方法如下。

（1）前臂旋转法：将上臂贴于胸外侧，屈肘 90°，手握木棒，使前臂做旋前旋后活动。

（2）抓空练习法：将五指用力张开，再用力抓紧握拳。

（3）背伸掌屈法：用力握拳，做腕背伸、掌屈活动。

（4）手滚圆球法：手握两个圆球，手指活动使圆球滚动或交换两球位置。

5. 下肢练功法

适用于类风湿关节炎累及膝关节、膝骨关节炎、下肢的三大关节损伤以及所遗留的关节功能障碍。锻炼方法如下。

（1）举屈蹬脚法：仰卧，将下肢伸直徐徐举起然后尽量屈髋屈膝背伸踝关节，再向前上方伸腿蹬出，反复练习。

（2）旋转摇膝法：两足并拢站立，两膝稍屈曲呈半蹲状，两手分别放在膝上，膝关节做逆、顺时针方向旋转活动，由伸直到屈曲，又由屈曲到伸直，反复多次。

（3）踝部伸屈法：卧位、坐位均可。足部背伸至最大限度，然后跖屈到最大限度，反复多次。

（4）足蹬滚木法：患足蹬于圆形木棍上前后滚动，练习膝踝关节伸屈活动。

（5）蹬车活动法：坐在特制的练功车上，用足尖练习踏车，使下肢肌肉及各个关节均得到锻炼。

6. 床上运动

病重、体弱、卧床不起者，可采用床上运动的特殊健身操进行康复治疗，锻炼方法如下。

（1）做好准备工作，运动前排除二便，脱去紧身衣服，躺在木板床上，头部要垫高 16cm 左右，身体躺平，全身放松，两下肢并拢两上肢放在左右腰眼处，双足蹬直，静卧 1~2 分钟。

（2）在上式的基础上，保持两腿伸直不动，上半身由床上缓慢起坐，两手在腰眼处扶助上身起坐，两足不动，坐直后再躺下，如此连做 3~5 次。

（3）在上式的基础上，两上肢放在身体两侧而后伸直抬起，放在颈部的两侧，上肢抬起时上身随起，两手搬足，上身弯屈，连做 3~5 次。

（4）在上式基础上，两上肢放在身体两侧，左下肢抬起后弯屈，两上肢用手扳右左腿窝部，用力回扳，上身随之抬起，右下肢也随之抬起。最后上身坐直，右下肢也伸直，连做 3~5 次。而后换右下肢做 3~5 次

（5）在上式基础上，两手攀床，全身挺直，左下肢屈曲抬起，右腿伸直，而后右腿屈曲抬起，与左腿合拢，用力压迫腹部，连做 3~5 次。

（6）在上式的基础上，右腿抬起 45°，再上抬至 90°，左腿也抬起与右腿同高，两腿合拢直立，连做 1~2 次。

7. 关节体操

根据受累关节的不同，可选用以下运动。

（1）指关节操：握拳与手指平伸交替运动。大拇指依次分别与其他四指轮流碰触，握拳时可紧握铅笔或粗一点的棍棒；平伸时可将手掌和手指平贴桌面，或两手用力合掌。

（2）腕关节操：两手合掌，反复交替用力向一侧屈曲，亦可紧握哑铃做手腕伸屈运动。

（3）肘关节操：手掌向上，两臂向前平举，迅速握拳及屈曲肘部努力使拳达肩，再迅速伸掌和伸肘，反复进行多次。然后两臂向两侧平举，握拳和屈肘运动如前。

（4）肩关节操：一臂由前方从颈旁伸向背部，手指触背，同时另一臂

从侧方（腋下）伸向背部，手指触背，尽量使两手手指在背部接触，每天反复多次。

（5）踝关节操：取坐位。踝关节分别做屈伸及两侧旋转运动。

（6）膝、髋关节操：下蹲运动与向前抬腿运动，每回重复活动 10~15 次，每次 2~3 回。

【注意事项】

（1）运动疗法是一个循序渐进的过程，治疗效果需要一段时间才能显现出来。应掌握活动量，不能操之过急，活动量要由少到多，渐次增加，适可而止。运动时应用力适度，避免关节过度负荷，注意节省体能。

（2）休息、工作和娱乐时应注意肢体姿势，预防形成关节畸形，休息时尽量保持关节功能位，同时避免关节长久放置在同一个位置。

（3）安排好时间，每天以早晨锻炼为好，此时空气新鲜，精力充沛，全身肌肉器官也已得到充分休息，运动疗法效果较好。不能到室外进行锻炼者，可以在室内或床上随时锻炼。

（4）一次的体疗项目不宜多，一般只选 1~2 项，坚持不懈，动作必须认真，思想要集中。提倡使关节缓慢匀速运动，避免进行不能停止的加速运动。多用夹板、支具等关节辅助设备。

（5）关注治疗过程中患者病情变化。如发现患者食欲差、失眠、体重明显下降、脉搏超过原来的 30%，这往往是锻炼过度引起的，或由其他疾病所致，应该酌减运动量，必要时应请医生检查。应用运动疗法后应定期进行评估（包括功能及影像学检查）。

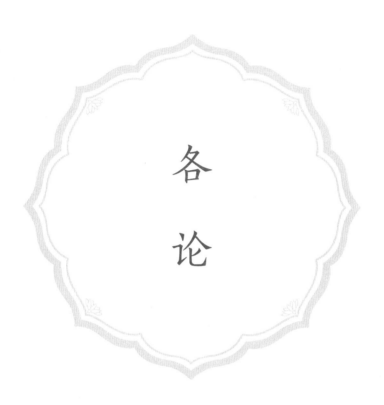

各论

第二章　类风湿关节炎

一、概述

类风湿关节炎（Rheumatoid arthritis, RA）是以慢性、进行性、侵蚀性关节炎为主要临床表现的自身免疫性疾病，多见于中年女性，我国的患病率约为 0.2%~0.4%。关节滑膜的慢性炎症、增生形成血管翳，侵犯关节软骨、软骨下骨、韧带和肌腱等，造成关节软骨、骨和关节破坏，最终导致关节畸形和功能丧失，临床表现为全身大小关节，尤以如近指关节、掌指关节等小关节肿胀、疼痛为主，伴有晨僵，甚则出现关节畸形、系统损害等。

本病属于中医"历节病""历节风""白虎历节""痹病""痹热"之辨证范围，现代中医学多将其列为"尪痹"范畴。《素问·痹论篇》云"风寒湿三气杂至，合而为痹。其风气胜者为行痹，寒气胜者为痛痹，湿气胜者为着痹也。"此是痹病最经典的论述，是中医内科痹病篇辨证分型的理论支持和依据。《儒门事亲》则认为"痹病以湿热为源，风寒为兼，三气合而为痹"，强调湿热之邪为痹病之根源，进一步完善了痹病的病因学。尪痹发病是正虚、外邪，内外因共同作用的结果。先天禀赋不足、饮食劳倦、情志内伤导致气血不足、肝肾亏虚而卫外不固，风、寒、湿、热之邪趁虚而入，内外合邪，机体气血运行不畅，痹阻经络、骨节，致肢体关节疼痛。在尪痹的发病过程中，先天禀赋体质不同，病邪可以出现从化，如顾松园《医镜》中云："邪郁病久，风变为火，寒变为热。"在发病过程中气血运行不畅可以出现痰浊、瘀血，其作为病理产物进一步阻滞气血运行，互为因果，病情缠绵难愈。

临床中绝大多数急性期 RA 患者肿痛关节处皮温增高，抚之多热，多项 CRP、ESR、RF 免疫炎性指标居高，滑膜炎症为 RA 主要病理基础。因此风湿热毒直中肌肤，或风寒湿邪郁化热毒，或失治误治助火生毒，热毒炽盛，痹阻关节，流于血脉，发为热痹。活动期当以热痹论治。清热解毒、利湿消肿为类风湿关节炎的基本治法。若发病初期，外受风寒湿邪，当祛风除湿散寒；慢性期痰瘀痹阻者当活血化瘀、化痰通络；肝肾亏虚者当滋补肝肾、柔筋通脉为主。

本病的常用的传统外治法有针灸、熏洗、拔罐等。现代医家发展了亦如小针刀、浮针等外治之法，均具有较好疗效，但因本病为免疫系统疾病，特别是疾病活动度较高，诸如血沉、C反应蛋白中重度升高者，当酌情联合西医治疗，以免延误病情，导致患者关节变形、残疾发生。

二、治疗方法

（一）针刺疗法

【适应证】

类风湿关节炎急慢期患者，关节局部疼痛、肿胀、结节、痰核者。

【操作方法】

具体针灸选穴当根据辨病与辨证相结合的方法，采用辨证、辨病位、辨症状相合的方法进行个体化、综合、灵活取穴。（图 2-1~ 图 2-20）

（1）辨证取穴

①寒湿痹阻：肾俞、三焦俞、关元、命门、气海、阴陵泉、三阴交。

②风湿热痹：风池、肺俞、脾俞、阴陵泉、三阴交、大椎、曲池、合谷、足三里。

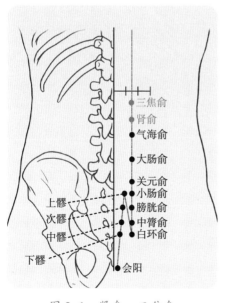

图 2-1　肾俞、三焦俞

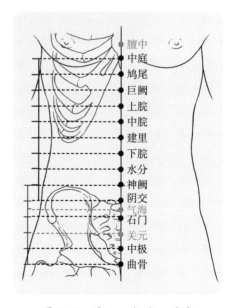

图 2-2　关元、气海、膻中

91

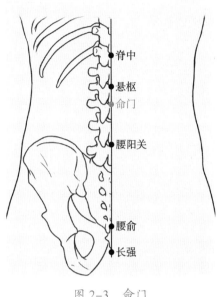

图 2-3　命门

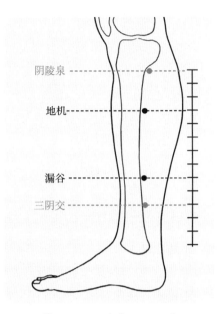

图 2-4　阴陵泉、三阴交

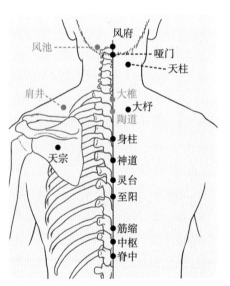

图 2-5　风池、大椎、肩井、陶道

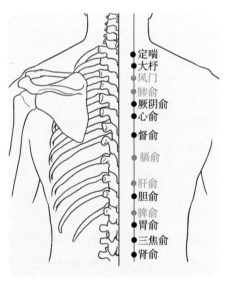

图 2-6　肺俞、脾俞、肝俞、膈俞、
　　　　风门

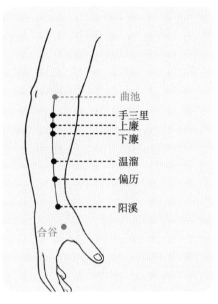

图 2-7 曲池、合谷

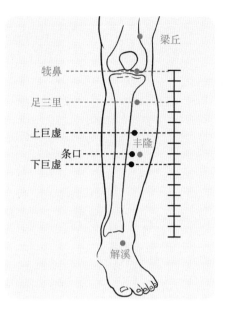

图 2-8 足三里、丰隆、梁丘、犊鼻、解溪

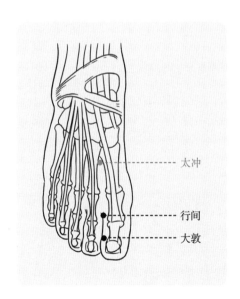

图 2-9 太冲

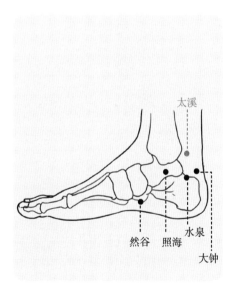

图 2-10 太溪

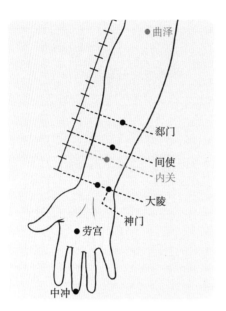

图 2-11　曲泽、内关、神门

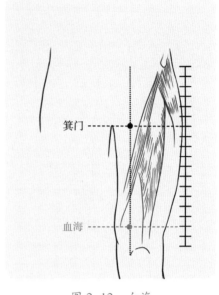

图 2-12　血海

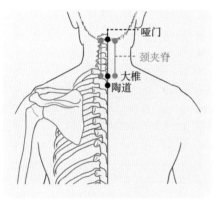

图 2-13　颈夹脊

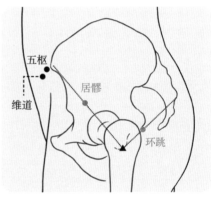

图 2-14　环跳、居髎

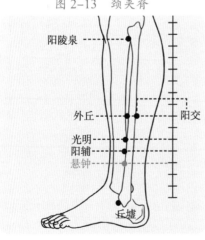

图 2-15　悬钟

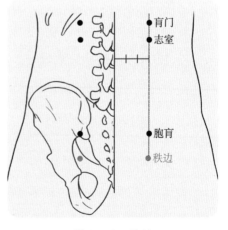

图 2-16　秩边

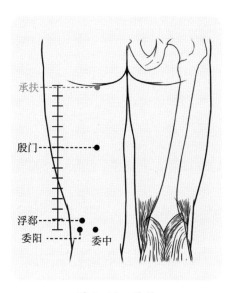

图 2-17　承扶

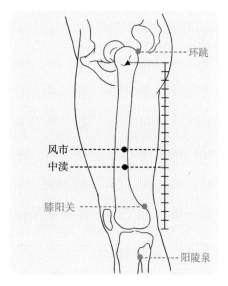

图 2-18　环跳、阳陵泉、膝阳关

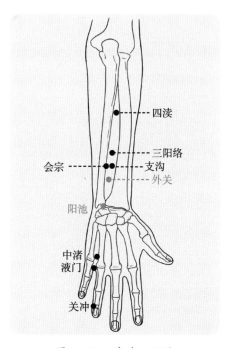

图 2-19　外关、阳池

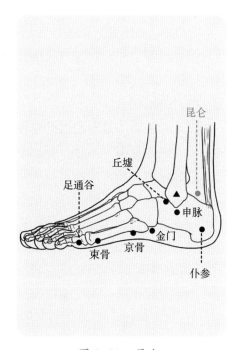

图 2-20　昆仑

③湿热痹阻：肺俞、脾俞、合谷、足三里、阴陵泉、丰隆、三阴交。

④热毒痹阻：大椎、曲池、肺俞、合谷、太冲、三阴交，局部点刺放血。

⑤寒热错杂：肝俞、肾俞、太溪、风池、合谷、足三里、太冲。

⑥气滞血瘀：膻中、太冲、内关、肝俞、肺俞、膈俞、合谷、足三里、血海。

（2）按部位取穴

①颈肩部疼痛：风池、颈夹脊、大椎、肩井、肩三针、外关等。

②髀部疼痛：环跳、环跳上、居髎、悬钟。

③股部疼痛：秩边、承扶、阴陵泉。

④膝部疼痛：血海、梁丘、内膝眼、外膝眼、阴陵泉、阳陵泉、膝阳关、三阴交、犊鼻、足三里等。

⑤双手疼痛：合谷、阳溪、神门、阳池、阿是穴等。

⑥双足疼痛：解溪、昆仑、太溪、三阴交、阿是穴等。

（3）按症状取穴

①疼痛：风胜者游走疼痛加风池、风门、膈俞、肝俞；寒重者加命门、关元；湿重者加阴陵泉、足三里、丰隆；热重者加曲池、合谷。

②肿胀：加脾俞、阴陵泉、丰隆。

③发热：加大椎、陶道、曲池。

平补平泻法，针刺得气后留针 30 分钟，1~2 日 1 次。或适当加用低频脉冲电流 10 分钟。连续 7 天为 1 个疗程，一般治疗 2~3 个疗程。

【疗法特点】

类风湿关节炎是难治性的慢性疾病，临床治疗以药物为主，可配合多种治疗方法进行综合治疗，提高临床疗效。针灸疗法属于我国传统医学疗法，广泛应用于多种疾病，现有研究发现传统针刺、温针灸等可通过影响信号通路、炎症因子等，在一定程度上发挥抗炎作用，缓解疼痛症状，且针刺疗法还具有操作方便、作用持久、可减少患者的胃肠及肝肾损伤等优点，可作为 RA 的重要辅助治疗手段。

【注意事项】

严格无菌操作；术前要详细交待操作过程，避免晕针、滞针等不良事件；有出血倾向者、妊娠患者禁用此法。

（二）拔罐疗法

【适应证】

类风湿关节炎之颈腰部僵硬疼痛、功能受限，肩、膝关节冷痛、沉重，屈伸不利者。

【操作方法】

用镊子夹住酒精棉球，点燃后在火罐内壁中段绕 1~2 圈，或稍作短暂停留后，迅速退出并及时将罐扣在病变部位上，须注意操作时不要烧到罐口，以免灼伤皮肤。火罐一般留置 5~15 分钟，夏季及肌肤薄处时间宜短，以免起疱。病变范围小的部位或压痛点可用单罐法；范围较广泛的可用多罐法；肌肉比较松弛或僵硬、局部皮肤麻木或功能减退可采用闪罐法。起罐时用一手拿住火罐，另一手将火罐口边缘的皮肤轻轻按下，待空气缓缓进入罐内后，罐即落下，切不可硬拔，以免损伤皮肤。一般 7 天为 1 个疗程，治疗 2~3 个疗程。

【疗法特点】

与火针相配合可治疗近端指间关节肿胀疼痛；结合临床，配合其他疗法进行综合治疗，可以提高临床疗效。

【注意事项】

拔火罐时间要掌控好，不宜过长。因拔火罐的主要原理在于负压而不在于时间，如果负压很大的情况下，拔罐时间过长易拔出水疱，这样不但会伤害到皮肤，还可能会引起皮肤感染。

（三）熏洗疗法

【适应证】

适用于 RA 的四肢关节病变者。

【操作方法】

二草二皮汤：伸筋草、透骨草、海桐皮、五加皮各 60 克。若局部冷痛欠温，皮色淡暗者，加细辛、生川乌、生草乌、桂枝各 30~60 克；红肿热痛者，加大黄、芒硝、栀子各 30~60 克；刺痛明显者，加苏木、丹参、生乳香、生没药各 30~60 克；肿胀明显，按之濡，肢困者，加萆薢、防风各 30~60 克；关节坚肿、僵直、顽痰凝结者，加白芥子、半夏各 30~90 克。水煎外洗，3 日 1 剂。一般 7 天为 1 个疗程，治疗 2~3 个疗程。

【疗法特点】

熏洗疗法可使药液中的有效成分借助热力直接作用于有皮疹、疱疹的皮肤，药物作用直接，且不经过肝肾，药物不良反应小，同时还可保持皮肤清洁，避免局部感染。

【注意事项】

（1）注意水温和室温，治疗前用手腕内测试水温，以不烫手为宜，随时调节水温，防止烫伤和着凉。室温应控制在 27℃左右。

（2）治疗于进食后 2 小时进行，或睡前 1 小时为佳。

（3）注意观察患者面色、脉搏、呼吸、皮肤颜色和全身情况等，有异常或汗出过多、心慌应立即停止，及时报告医生并积极处理。

（四）热敷疗法

【适应证】

适用于 RA 属寒痹者，症见关节冷痛，得热则舒，怕风怕冷等。本法又可分为砖敷、盐敷、药敷等多种。

【操作方法】

（1）砖敷

将砖块放在炉上烧至烫手，用厚布包好，置于患部敷之，治疗部位垫 3~5 层布，以防烫伤。热度降低后可再换 1 块热砖，反复多次。

（2）盐敷

将食盐放于锅内文火炒至热烫，倒一半入布袋内，扎紧袋口，放在疼痛部位来回热敷，待冷后换另一半热盐装入袋中交替使用。每天 1~3 次，每次约 40 分钟。

（3）药敷

大葱白 250 克，青盐 250 克。将葱白打碎放入炒烫的青盐中，再同炒 1~2 分钟，装入布袋，热敷痛处，药袋冷即更换。每日 2 次，每次 30 分钟。也可根据病情采用其他可温经通络、调和气血的具有芳香性味的药物粉末，用热酒、醋等炒热后，以布包或装袋，置患部熨敷，或在患部往返移动，使皮肤受热均匀。温度过低则更换，反复多次。一般 7 天为 1 个疗程，治疗 2~3 个疗程。

【疗法特点】

本法是用中药或其他传热的物体，加热后用布包好，放在病变部位上，做来回往返或旋转移动而进行治疗的一种方法，通过皮肤受热使热气进入体内，可起到舒筋活络、行血消瘀、散寒祛邪、缓解疼痛等作用。

【注意事项】

使用热敷法要特别注意防止烫伤，尤其是病程较长、高龄者，应及时查看治疗部位，防止低温烫伤。

（五）热蜡疗法

【适应证】

本法适用于由 RA 引起的关节发凉、肿胀、疼痛，颈、肩、腰背部疼痛、（肌肉）僵硬、功能受限者。

【操作方法】

（1）蜡饼敷贴法

取一瓷盘，大小依病变部位的面积而定。盘内铺一层胶布。将石蜡加热熔化，倒入盘内，厚 2~3cm。待表层石蜡冷却凝固后（表层温度为50~53℃，内层温度为 54~58℃）连同胶布一起取出，敷在患处。也可将熔化的石蜡液倒入无胶布的盘中，待冷却成饼之后，用刀子将石蜡与盘边分开，取出放在患处。然后盖上油布，再用布单、棉被包裹保温。每次治疗30~60 分钟，每日或隔日 1 次，20 次为 1 个疗程。本法适用于 RA 病变部位较大者。

（2）浸蜡法

当熔化的石蜡冷却至 55℃时，先在患部涂层薄蜡，然后让患者的手或足迅速伸入蜡液内，再立刻提起，经反复多次，使患者的手或足部形成0.5~1.0cm 厚的蜡套，此时再让患者将手或足放入蜡液内不再提起，进行治疗。每日 1 次，每次 30~60 分钟，20 次为 1 个疗程。本法适用于 RA 四肢关节病变者。

【疗法特点】

蜡疗是一种利用加热的蜡敷在患部，或将患部浸入蜡液中的理疗方法。具有消除肿胀、加深温热、松解粘连的作用，可加强细胞膜通透性，减轻组织水肿，产生柔和的机械压迫作用，有利于关节炎症的消除，还具有镇痛解痉作用。

【注意事项】

治疗前，病变局部要清洗擦净，毛发处涂以凡士林，然后按照规定的方法进行治疗。治疗结束后，除去石蜡，拭去汗液，穿好衣服休息 15~30分钟，出汗过多的患者应补充盐水饮料或热茶。

（六）灸法

【适应证】

适用于 RA 虚证和寒证等，以怕风怕冷为主要表现者。

【操作方法】

（1）一般灸法

取阿是穴、大椎、肩髃、曲池、合谷、风市、足三里、三阴交、悬钟、身柱、腰阳关、肾俞、气海。方法：每次选 4~6 穴，施艾卷温和灸，每穴施灸 10~20 分钟，每日 1~2 次。

（2）箱灸

将整支艾条平均分为 7~8 份（每份 3cm 左右），点燃后均匀地放在特制的灸箱内（注意勿与箱边接触，以防点燃灸箱），之后盖好，放置于治疗部位，等艾条燃完后把箱子取下即可。本法多与针刺配合，亦可单独使用，治疗过程中医务人员要多询问患者，防止烫伤。

（3）发疱药膏天灸法

按患病部位选穴。肩关节痛取肩髃、肩髎、肩贞；上肢关节痛取曲池、肩髃、外关、合谷、后溪；肘关节痛取曲池、少海、手三里；下肢关节痛取环跳、阳陵泉、悬钟、足三里；髋关节痛取秩边、环跳；踝关节痛取丘墟、昆仑、太溪；膝关节痛取膝眼、阳陵泉、梁丘、曲泉；全身关节痛取曲池、足三里、外关、阳陵泉、悬钟。任取一种发疱药物研为细末，用开水调和成膏，取制备的药膏如黑豆或绿豆大 1 粒或若干粒，分别敷于选好的穴位上，外加大小适中的橡皮盖或小纸圆圈（以防发疱大），再用胶布固定，经 8~24 小时后取下。局部会有绿豆大的水疱，过 5~7 日后水疱自然吸收，无瘢痕，有暂时性色素沉着。每次取 1~3 个穴位，诸穴交替使用，每隔 5~6 天在不同穴位上轮流灸治。一般敷贴 3~5 次，疼痛即可消失。除药后局部起疱过大者，可用消毒针挑破，流尽黄水，涂以甲紫溶液。本灸法所治的 RA，包括四肢多关节疼痛、肩部风湿痹痛、腰背部风湿痛等多部位，怕风怕冷，遇寒加重者。本法诸发疱药物一般为干品研末使用；也可用鲜药，将鲜药捣烂如泥膏状，用量、用法均同，其疗效也相同。（图 2-21~ 图 2-37）

【疗法特点】

艾灸通过其温热刺激和艾叶的散寒功效，可达到温经通络、散寒除湿、舒筋活络的作用。

【注意事项】

（1）施灸时注意避免烫伤。用艾条灸时，施灸者须将食指、中指分开置于施灸部位的两侧，通过医者手指的感觉来测知患处局部受热的程度，以便及时调节施灸的距离。施灸后，局部皮肤出现微红灼热，属正常现象，无需处理。如因施灸过量，局部出现小水疱，只要不擦破，可任其吸收。若水疱较大，可用消毒毫针刺破水疱，放出水液，再涂以消炎药膏，并以消毒纱布保护。

（2）施灸一般按先上部、后下部的顺序。

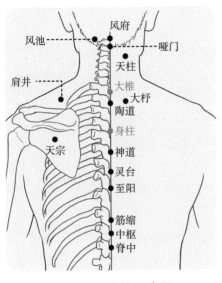

图 2-21　大椎、身柱

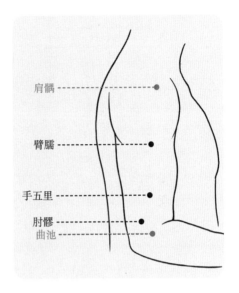

图 2-22　肩髃、曲池

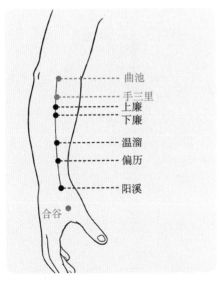

图 2-23　曲池、合谷、手三里

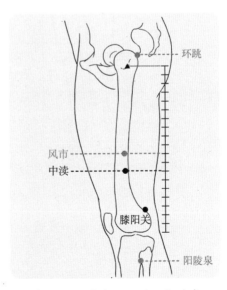

图 2-24　风市、环跳、阳陵泉

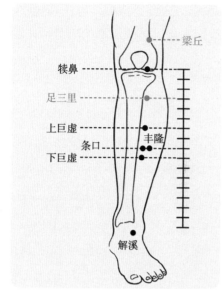

图 2-25　足三里、梁丘

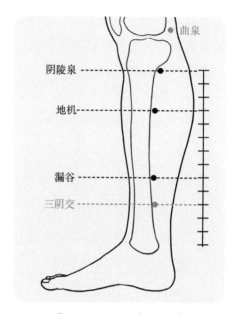

图 2-26　三阴交、曲泉

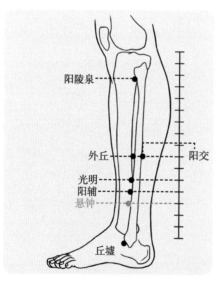

图 2-27　悬钟

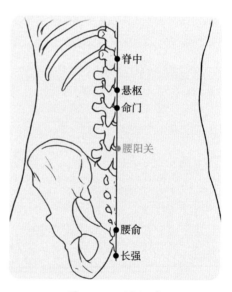

图 2-28　腰阳关

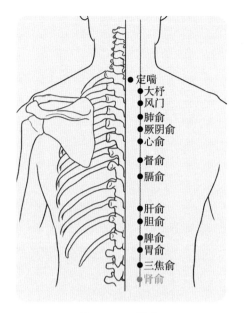

图 2-29 肾俞

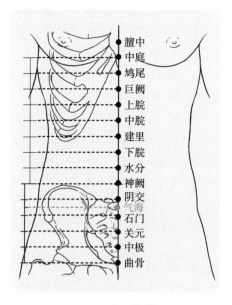

图 2-30 气海

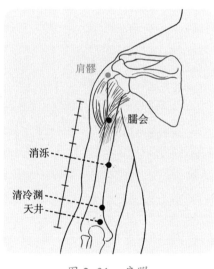

图 2-31 肩髎

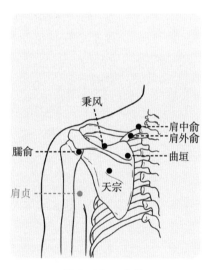

图 2-32 肩贞

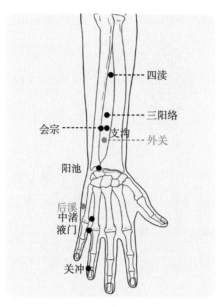

图 2-33　外关、后溪

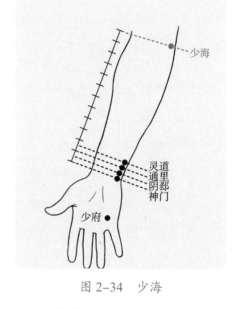

图 2-34　少海

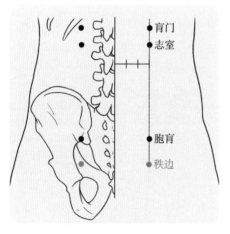

图 2-35　秩边

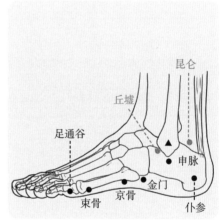

图 2-36　丘墟、昆仑

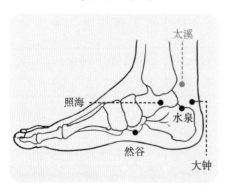

图 2-37　太溪

（七）推拿疗法

【适应证】

应用本法治疗 RA，病情早期以和营通络、舒利关节为原则；后期骨性强直者以舒筋通络、活血止痛为原则。

【操作方法】

（1）上肢部

患者取坐位，医者站于一侧，一脚踩凳上，将患肢放在大腿上用滚法在手臂内、外侧施治，从腕部到肩部，上下往返。同时适当配合各关节的被动活动。接上势，从肩部到腕部，上下往返用拿法，重点在肩、肘、腕部配合按揉肩髃、肩贞、曲池、尺泽、手三里、合谷、阳池、大陵。患者取坐位，医者坐于前侧，捻、揉患者腕部及各掌指和指间关节，同时配合适度的摇法。然后再摇肩、肘关节，搓上肢 4~5 次。

（2）下肢部

患者取俯卧位，医者站于一侧，用滚法施于大腿前部及内外侧，向下至小腿外侧，沿阳陵泉、足三里穴向下到踝部，同时配合髋关节的外展、外旋被动活动。接上势，在膝关节周围用滚法治疗，同时配合按揉膝眼。接上势，在踝关节周围及足背用滚法治疗，同时配合踝关节屈伸及内、外翻活动。再捻摇足趾，摇踝关节。然后拿委中，沿小腿后侧向下到跟腱 4~5次。最后搓下肢，从大腿到小腿。不论上肢或下肢病变较重的关节，均可加用擦法和热敷，对提高疗效有一定帮助。

【疗法特点】

推拿具有舒经通络、促进气血运行、调整脏腑功能、润滑关节、增强人体抗病能力等作用。RA 为关节病，与人体运动系统相关，推拿可整体调整人体运动系统病变，取得一定治疗效果。

【注意事项】

（1）推拿时手法要轻重适宜，用力均匀。病情轻者操作时间宜短，用力宜轻，速度宜缓，每日 1 次；病情重者，操作时间宜长，用力微重，速度要快，每日 2 次；

（2）注意室温要适宜，不要在当风之处治疗，谨防感冒；注意卫生，防止交叉感染。医者指甲须及时修剪，并备好推拿介质（如滑石粉），以防伤及皮肤。

（八）运动疗法

【适应证】

RA 缓解期，急性期病情允许者，需鼓励患者在抗炎基础上进行一定的运动治疗，以保持关节功能。

【操作方法】

（1）保持关节功能

对于关节肿痛明显者，在全身休息的基础上，每天也要多次活动关节，可被动或主动运动，以保持现有的关节功能。

（2）改善关节功能

对于肌肉萎缩或关节挛缩（非骨性强直）、病情稳定的患者，要尽可能的改善其功能。肌肉萎缩可采取肌力练习，包括等张练习、等长练习、短暂最大收缩练习；关节挛缩可采用运动锻炼，包括主动运动、被动运动、助力运动。

【疗法特点】

RA 缓解期患者，在不使患者感到疲劳的前提下，应多进行运动锻炼，恢复体力，并在康复医师指导下进行治疗。

【注意事项】

炎症早期，应进行缓慢、平稳、不引起疼痛的主动运动、助力运动或被动运动；

炎症较重，病程较长，一般需用功能牵引法或加热牵引法来争取活动度的增大，并可配合理疗方法等作为辅助治疗；

运动量要由少到多，循序渐进，持之以恒。

第三章　骨关节炎

一、概述

骨关节炎（Osteoarthritis, OA）是一种退行性病变，其发病原因和机制仍不十分明确，但多认为 OA 是一种多因性疾病，与增龄、内分泌紊乱、肥胖、遗传因素、免疫因素、机械损伤等有关。临床表现为缓慢发展的关节疼痛、压痛、僵硬、肿胀、活动受限和关节畸形，多累及手远端指间关节、脊柱、膝、髋关节等。也有人称之为退变性骨关节炎、肥大性关节炎、增生性骨关节炎和老年性关节炎等，目前国际通用骨性关节炎这一概念。

根据本病的病因及发病特点，将本病归于"痹证"范畴，相关病名有"骨痹""历节""膝痛""筋痹""鹤膝风"等。在《中医病证诊断疗效标准》中，把 OA 归于"骨痹"范畴，主要病因可概括为禀赋不足；或年高渐衰，肾肝亏虚，不能濡养筋骨关节；风寒湿热之邪乘虚侵袭，闭阻经络，伤及筋腱，腐蚀关节，发为骨痹，认为病位在关节、筋腱，基本病理特点是骨节腐蚀、筋腱挛缩。肝肾亏虚，筋骨失养是发病根本。"人过四十，则阴气自半"，机体生理功能逐渐衰退，肝肾渐衰，精气渐亏；若加之其它原因，或过劳、或外感邪气、或跌仆损伤、或合其它疾病，则肝肾亏虚更甚，肾虚则精髓不足，无以养骨；肝虚则肝血不充，无以养筋，筋骨失养，导致关节疼痛、活动不利。可见肝肾亏虚，以肾为主，筋骨失养是发病之根本；风寒湿热、跌仆损伤为发病之诱因；湿热瘀毒，痹阻经络是骨关节炎的病机关键。

究其治法，本病以补益肝肾、化瘀祛痰、通络止痛为治疗大法。肝肾阴虚者当补益肝肾，柔筋通络；瘀血阻络者当活血化瘀通络；寒湿内阻者当祛湿散寒；湿热阻痹者当清热利湿、通络止痛。

二、治疗方法

（一）熏洗疗法

【适应证】

适用于 OA 急慢各期，急性疼痛、肿胀，慢性期屈伸不利、变形者。

【操作方法】

（1）寒湿痹阻、肾阳亏虚者可选用生草乌 12 克、川乌 12 克、桂枝 30 克、海桐皮 30 克以散寒温阳，通络除痹。

（2）肝肾亏虚，精血不养者可选用独活、桑寄生、秦艽、细辛各 30 克以补益肝肾，柔筋通络。

（3）风寒痹阻者可选用羌活、独活、桂枝、鸡血藤各 30 克等外洗以祛风散寒，舒筋通络。

（4）寒湿化热，而见局部肿痛明显，湿热壅滞者，可选黄柏、栀子、肿节风、青风藤各 30 克以清热利湿，通络止痛。

（5）病程日久，局部瘀血征象明显者可用桃红四物汤配以乳香、没药、白芥子等各 15 克以活血化瘀，化痰通络。

（6）风寒湿热虚征象不显者，可以艾叶、生川乌、木瓜、防风、五加皮、地龙、当归、羌活、伸筋草各 30 克以扶正祛邪，疏通经络。

（7）OA 轻症或前状态者，可以艾叶 9 克，透骨草 30 克，花椒 6 克，水煎外洗以通络温经，未病先防，已病防变。

以上各药方均可以纱布包裹后入水煎煮，沸腾 5 分钟左右，趁热熏蒸洗浴患处，并轻轻按揉。每日 1~2 次，每次 1 小时左右，每剂连用 5~7 天。

现代医家记载或报道的熏洗方大多由伸筋草、透骨草、红花等祛风除湿、通络止痛之药物组成，没有固定的药物，需辨证施治、因人而异，一人一方，个体化用药效果更佳。

【疗法特点】

熏洗疗法是以中医理论知识为指导，根据患者的主要症状、舌苔脉象进行配药，利用中药的蒸汽熏蒸达到治疗疾病目的的方法，是中医学治疗痹证的一种重要外治法。熏洗疗法治疗骨关节炎患者，药物可通过温热和浸泡作用透过受热扩张的毛细血管直接作用于病变组织，包括骨质增生的关节表面、炎性滑膜组织，起到体表微量给药的作用；同时可减轻肌肉痉挛，促进炎性反应递质、瘀血、积液的吸收，滑利关节，有利于增生关节局部的炎症与水肿消除。

【注意事项】

注意水温和室温，治疗前用手腕内侧测试水温，以不烫手为宜；随时调节水温，防止烫伤和着凉；患处局部或周围溃破者禁用。

（二）针刺疗法

【适应证】

适用于 OA 急慢性各期，各个证型均可辨证取穴。

【操作方法】

据针灸治疗的选穴和应用原则，常用处方如下。

主穴：肩井、曲池、合谷、外关、环跳、阳陵泉、足三里。

配穴：颈痹加天柱、风池、风门；指痹加阳池、阳溪、八邪；腰痹加委中、肾俞、华佗夹脊；膝痹加膝眼；髋痹加腰阳关、环跳；跟痹加昆仑；手关节加八邪、外关；风邪偏盛加膈俞、血海、风府；痛痹加肾俞、关元、三阴交；湿邪偏盛加足三里；热邪偏盛加大椎、曲池、涌泉。一般 7 天为 1 个疗程，治疗 2~3 个疗程。（图 3-1~ 图 3-14 ）

【疗法特点】

针刺是中医的一种常用治疗方法，针刺治疗骨关节炎可以取得较好的临床疗效，具体需要根据患者的具体病情，辨证选用穴位来进行针刺。临床上一般还需要配合艾灸，或者中药外敷等方式来综合治疗。

【注意事项】

（1）严格无菌操作。

（2）术前要详细交待操作过程，避免晕针、滞针等不良事件。

（3）有出血倾向者、妊娠患者禁用此法。

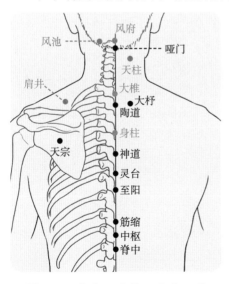

图 3-1　肩井、天柱、风池、风
府、大椎、身柱

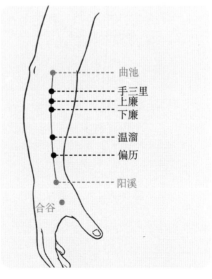

图 3-2　曲池、合谷、阳溪

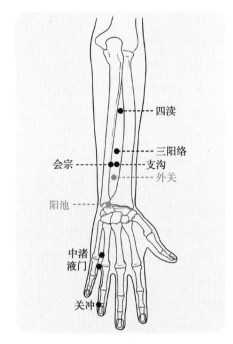

图 3-3 外关、阳池

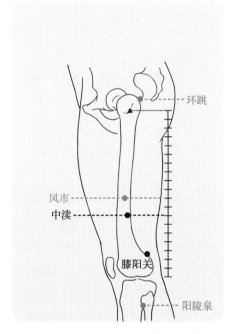

图 3-4 环跳、阳陵泉、风市

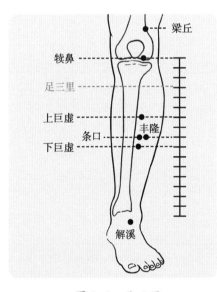

图 3-5 足三里

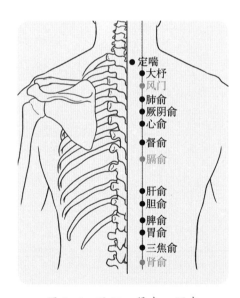

图 3-6 风门、肾俞、膈俞

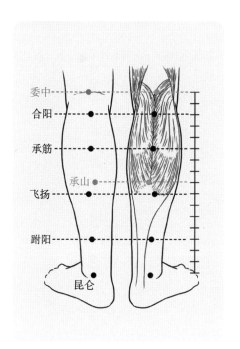

图 3-7　委中、承山

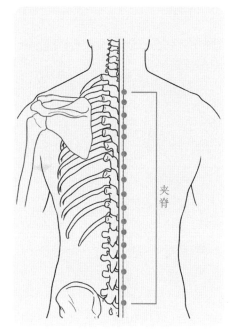

图 3-8　华佗夹脊

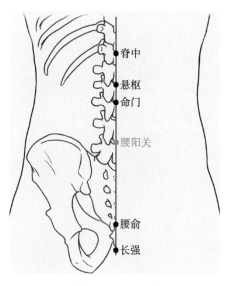

图 3-9　腰阳关

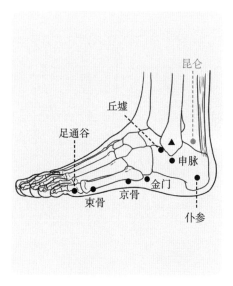

图 3-10　昆仑

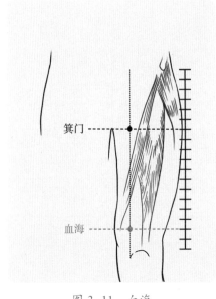

图 3-11　血海

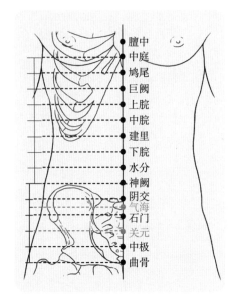

图 3-12　关元、气海

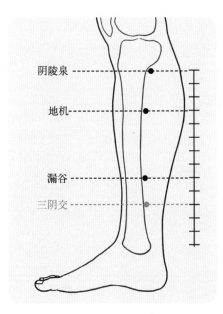

图 3-13　三阴交

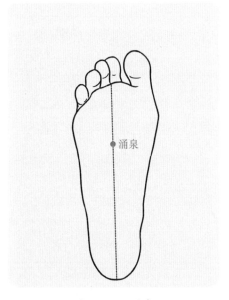

图 3-14　涌泉

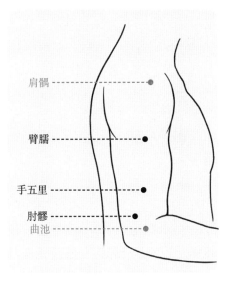

图 3-15 肩髃、曲池

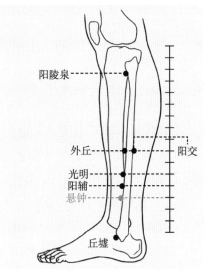

图 3-16 悬钟

（三）灸法

【适应证】

适用于 OA 急慢性各期，各个证型均可辨证运用。

【操作方法】

取阿是穴、大椎、肩髃、曲池、合谷、风市、足三里、三阴交、悬钟、身柱、腰阳关、肾俞、气海，每次选 4~6 个穴，施艾卷温和灸，每穴施灸 10~20 分钟，每日 1~2 次。（图 3-1~ 图 3-16）

【疗法特点】

灸法可以调节脏腑功能，促进人体新陈代谢，提高机体的免疫功能，达到防病治病的效果。传统艾灸采用燃烧的艾使局部产生温热效应，具有温经散寒、活血逐痹以及防病保健等功效，常被用于治疗关节病，即中医所说的肾阳虚、寒盛、血瘀型的痹证。艾灸不同于针刺，无需刺入皮肤，也不用特殊手法，易重复，可减少操作者之间的变异而更易于进行规范化的临床研究。和针刺配合，能增强疗效，缩短治疗疗程，具有一定的治疗疗效。

【注意事项】

施灸时注意避免烫伤。用艾条灸时，施灸者须将食指、中指分开置于施灸部位的两侧，通过医者手指的感觉来测知患处局部受热的程度，以便及时调节施灸的距离。施灸后，局部皮肤出现微红灼热，属正常现象，无需处理。如因施灸过量，局部出现小水疱，只要不擦破，可任其吸收。若水疱较大，可用消毒毫针刺破水疱，放出水液，再涂以消炎药膏，并以消毒纱布保护。

（四）推拿疗法

【适应证】

OA 急慢性各期，各个证型均可辨证运用。

【操作方法】

（1）整体治疗：固本复元，补益肝肾

患者取俯卧位。取穴：命门、腰阳关、气海俞、大肠俞、夹脊、阳陵泉、承山。操作：医者站于患者一旁，用㨰法施于腰背部病变处及腰椎两侧，配合指按命门和腰阳关、气海俞、关元俞、夹脊，或用掌根压脊椎两旁，自上而下，再以㨰法作用于脊柱两旁肌肉，最后拿委中、承山、阳陵泉。

（2）局部治疗

①上肢关节：医生站于患者一侧，一脚踩凳上。将患者患肢放在医生大腿上，用㨰法在手臂内外侧施治，从腕到肩部，上下往返，然后按揉肩贞、曲池、手三里、合谷、阳池诸穴。同时配合各关节被动活动。腕掌指及指间关节用揉法。

②下肢关节：患者取仰卧位，医生站于一旁。用捏法施于患者大腿前部及内外侧。向下至小腿外侧，沿足三里、阳陵泉至踝部膝关节周围捏法，同时配合按揉膝眼。踝关节周围用揉法。臀部用㨰法：患者取俯卧位，自臀部向下至小腿后侧，然后按环跳、委中、承山穴。一般 7 天为 1 个疗程，治疗 2~3 个疗程。

【疗法特点】

推拿具有通经络，畅气血，而具有消瘀、行滞、散肿、止痛功效，并有增进局部营养、防止肌肉萎缩废用、促进瘢痕变软和修复损伤的作用。其次，推拿疗法还可调补气血，固本复元，调整骨性关节炎患者整体体质，做到已病防变。

【注意事项】

（1）部分推拿手法可能会引起关节局部疼痛不适，所以医生应在操作前与患者充分沟通，取得同意并配合，勿勉强操作。

（2）关节变形及骨质疏松严重者应避免过强手法，以免对患者造成医源性伤害，或导致骨折、伤筋等医疗事故。

（五）针刀疗法

【适应证】

适用于未发生关节骨性融合、主要表现为关节疼痛或功能障碍的阶段。

【操作方法】

患者取仰卧位，腘窝下垫枕，使膝关节呈半屈曲位，在患侧髌上囊、髌下脂肪垫、双膝眼、胫侧副韧带、髂胫束、鹅足束等膝周部位取 4~5 个明显压痛点进针。常规消毒，按四步操作规程，用 4 号针刀，平行于肌纤维方向进入针刀，力度轻柔，避免过度损伤肌纤维，先纵向剥离粘连组织数次，再横向剥离数次，以刀下感觉松解为度，出刀后局部压迫止血，贴无菌敷料。

【疗法特点】

针刀是在中医九针中的针、锋针等基础上，结合西医学外科用手术刀而发展形成的，是与软组织松解手术有机结合的产物，可在有效解除痉挛、粘连的软组织的同时调整病变的局部微环境。治疗时切口小，不用缝合，对人体组织的损伤也小，且不易引起感染，无不良反应，患者也无明显痛苦和恐惧感，术后无需休息，治疗时间短，疗程短，易于患者接受。

【注意事项】

（1）由于针刀疗法是在非直视下进行操作治疗，如果对人体解剖，特别是局部解剖不熟悉，手法不当，容易造成损伤，因此医生必须做到熟悉欲刺激穴位深部的解剖知识，以提高操作的准确性和提高疗效。

（2）选穴一定要准确，即选择阿是穴作为治疗点的，一定要找准痛点的中心进针，进针时保持垂直（非痛点取穴可以灵活选择进针方式），如偏斜进针则易在深部错离病变部位，易损伤非病变组织。

（3）注意无菌操作，特别是做深部治疗，重要关节如膝、髋、肘、颈等部位的关节深处切割时尤当注意。必要时可在局部盖无菌洞巾，或在无菌手术室内进行。对于身体的其他部位只要注意无菌操作便可。

（4）针刀进针法要速而捷，这样可以减轻进针带来的疼痛。在深部进行铲剥、横剥、纵剥等法剥离操作时，手法宜轻，不然会加重疼痛，甚或损伤周围的组织。在关节处做纵向切剥时，注意不要损伤或切断韧带、肌腱等。

（六）敷贴疗法

【适应证】

OA 各个证型均可辨证运用。

【操作方法】

与熏洗疗法相同，敷贴疗法仍可依据患者证型，辨证选用，提高疗效。

常用组方：丹参、川乌、当归、桂枝、红花各 15 克，川牛膝、防风、透骨草、伸筋草各 30 克，研磨成细粉过 100 目筛，再用生姜汁或白醋和药粉拌成膏状，敷于膝关节病变部位。每日 1 次，每次 4~6 小时，连续外敷 7 天。

【疗法特点】

中药研磨调成膏状外敷，药物在患处通过皮肤渗透达皮下组织，在局部产生药物浓度的相对优势，从而发挥较强的药理作用，具有活血化瘀、通经走络、开窍透骨、祛风散寒等功效，可达到消肿、消炎和镇痛的目的。

【注意事项】

皮肤破损，开放性伤口禁用；皮肤菲薄，易过敏体质者慎用。

第四章　强直性脊柱炎

一、概述

强直性脊柱炎（Ankylosing spondylitis, AS）是一种以中轴关节慢性炎症为主的全身性疾病。其特点为几乎全部累及骶髂关节，其特征性病理改变为肌腱、韧带附着点炎症。常见症状为腰背僵硬或疼痛，活动后可能缓解；晚期可发生脊柱强直、畸形以至于严重功能障碍；此外也可以表现为关节外受累。AS 的发病率在各国报道不一，我国患病率初步调查为 0.26%。本病多见于青壮年，现在报告男女比例为 5∶1，女性发病比较缓慢，病情较轻；发病年龄通常在 13~31 岁，30 岁以后以及 8 岁以前发病者少见。

根据 AS 的临床表现当属于中医学"肾痹""骨痹""脊痹""腰痛"等范畴。《素问·缪刺论篇》论述其表现为"脊强反折，不能俯仰"，并提出针刺治疗本病。隋代巢元方《诸病源候论》则提出"背偻"之名，曰："若虚则受风，风寒搏于脊膂之筋，冷则挛急，故令背偻"，并用导引法治疗。宋代《太平圣惠方》记载了大量治疗腰脊强痛的方剂。20 世纪 80 年代焦树德教授将 AS 称为"大偻"，并创制系列经验方治疗本病。

中医学认为本病基本病因病机是先天禀赋不足或后天调摄失调，房室不节，惊恐，郁怒，病后失调等，而致肝肾亏虚、督脉失荣；风寒湿等邪乘虚侵袭，深入骨脊柱；病久肝肾精血亏虚，使筋骨弱而邪留不去，渐致痰浊瘀血相互胶结而成。故虚、邪、瘀是对本病病因病机的高度概括。虚、邪、瘀三者关系密切，痹必有虚、痹必有邪、痹必有瘀，凡 AS 患者体内虚、邪、瘀三者共存，缺一不可。但不同的患者，虚邪瘀三者的具体内容、程度不同。虚、邪、瘀三者紧密联系，相互影响，相互为患，互为因果，形成双向恶性循环。本病初起，外邪侵袭，多以邪实为主；病久邪留伤正，可出现肾督亏虚、痰瘀互结，而成虚证或本虚标实之证。病位在脊柱、筋骨、关节，与肝、肾等脏腑关系密切，病变后期可累及脏腑。其总体治法以补肾强督为主，辨证配合清热利湿、散寒除湿、补益肝肾、补益气血、活血化瘀、化痰通络等。

近年来，随着中医、中西医结合对 AS 的研究不断深入，发现中医药治疗本病具有一定的优势和特点。

二、治疗方法

（一）针刺疗法

【适应证】

AS 患者各个阶段均可以接受针灸治疗，包括 AS 导致的关节症状及内脏功能失调等。

【操作方法】

具体针灸选穴当根据辨病与辨证相结合的方法，采用辨证、辨病位、辨症状相合的方法进行个体化、综合、灵活取穴。（图 4-1~ 图 4-18）

（1）辨证取穴

①邪痹督脉：肾俞、三焦俞、关元、命门、气海、阴陵泉、三阴交。

②湿热痹阻：风池、肺俞、脾俞、阴陵泉、三阴交、大椎、曲池、合谷、足三里。

③热邪痹阻：肺俞、大椎、曲池、合谷、太冲、三阴交，局部点刺放血。

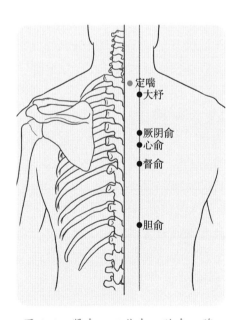

图 4-1　肾俞、三焦俞、肺俞、脾俞、肝俞、膈俞、胃俞、风门

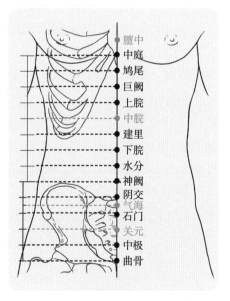

图 4-2　关元、气海、膻中、中脘

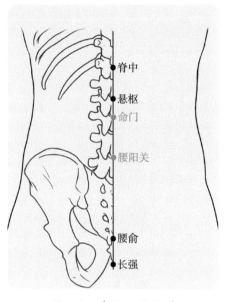

图 4-3　命门、腰阳关

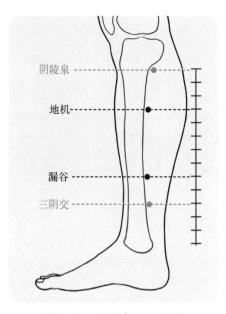

图 4-4　阴陵泉、三阴交

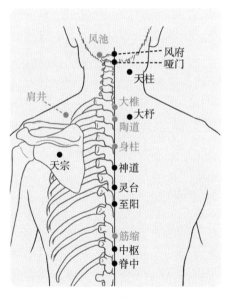

图 4-5　风池、大椎、肩井、身柱、
　　　　筋缩、陶道

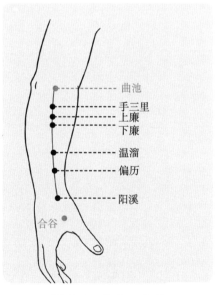

图 4-6　曲池、合谷

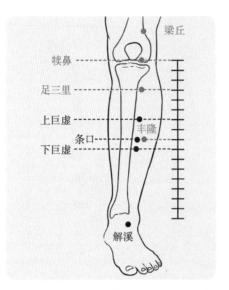

图 4-7　足三里、丰隆、梁丘、犊鼻

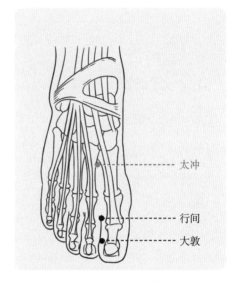

图 4-8　太冲

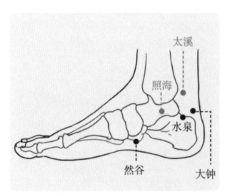

图 4-9　太溪、照海

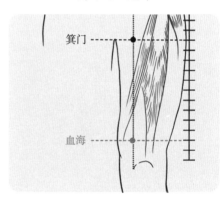

图 4-10　血海

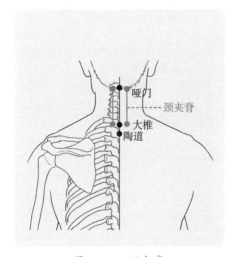

图 4-11　颈夹脊

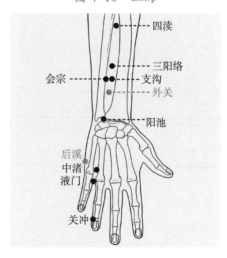

图 4-12　外关、后溪

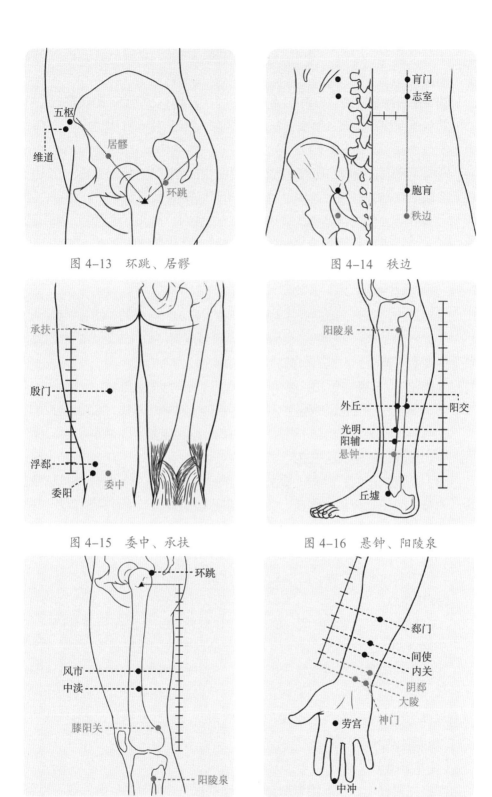

图 4-13 环跳、居髎

图 4-14 秩边

图 4-15 委中、承扶

图 4-16 悬钟、阳陵泉

图 4-17 阳陵泉、膝阳关

图 4-18 阴郄、神门、大陵

④肝肾亏虚：肝俞、脾俞、肾俞、太溪、关元、命门、足三里、三阴交、照海。

⑤肾虚督寒：脾俞、肾俞、关元、命门、太溪、三阴交、阴陵泉。

⑥气血两虚：太溪、膈俞、气海、膻中、血海、脾俞、胃俞、足三里、合谷。

⑦瘀血痹阻：膈俞、血海、气海、膻中、合谷、太冲、足三里。

⑧痰瘀互结：肝俞、脾俞、肾俞、丰隆、阴陵泉、三阴交、合谷、足三里。风胜者，加风池、膈俞；寒重者，加命门、关元；湿重者，加阴陵泉、足三里、丰隆；热重者，加曲池、合谷；腰背僵硬明显者，可配合火罐、推拿；腰背痛甚者，可用透针法。

（2）按部位取穴

①颈肩部，风池、颈夹脊、大椎、肩井、肩三针、外关、四五穴等。

②脊背部，督脉、膀胱经、华佗夹脊循经取穴：身柱、筋缩、腰阳关、肝俞、脾俞、肾俞、大椎、命门。

③腰髋部，环跳、秩边、委中、承扶、命门、腰阳关等。

④髀部疼痛：环跳、环跳上、居髎、悬钟、秩边、承扶、阴陵泉。

⑤膝部，血海、梁丘、内膝眼、外膝眼、阴陵泉、阳陵泉、膝阳关、三阴交、犊鼻、梁丘、足三里。

（3）按症状取穴：游走疼痛加风门、膈俞、肝俞；肿胀加脾俞、阴陵泉、丰隆；发热加大椎、陶道、曲池；盗汗加阴郄、后溪；失眠多梦加神门、大陵；食欲不振加脾俞、中脘、足三里；胃脘部不适加胃俞、梁丘、足三里。

一般7天为1个疗程，治疗2~3个疗程。

【疗法特点】

AS是难治性的慢性疾病，临床治疗以药物为主，可配合多种治疗方法进行综合治疗，提高临床疗效。针灸疗法属于我国传统医学疗法，广泛应用于多种疾病，现有研究发现传统针刺、温针灸等可通过影响信号通路、炎症因子等，在一定程度上发挥抗炎作用，缓解疼痛症状，且针刺疗法还具有操作方便、作用持久、可减少患者的胃肠及肝肾损伤等优点，可作为AS的重要辅助治疗手段。

【注意事项】

严格无菌操作；术前要详细交待操作过程，避免晕针、滞针等不良事件；有出血倾向者、妊娠患者禁用此法。

（二）耳穴疗法

【适应证】

AS 患者的各种疼痛病症均可采用。

【操作方法】

取穴：腰椎、骶椎、肾、内分泌、肾上腺。处方可根据具体病变部位加减。

耳针：每次选 2~3 穴，用中强刺激捻转数秒钟后，留针 20~30 分钟。留针期间，每隔 10 分钟捻转 1 次，每日或隔日治疗 1 次。

耳穴压豆：每次取 6~7 个穴，用磁珠或者王不留行籽贴压，每次 48 个小时，双耳交替取穴，10 次为 1 个疗程（图 4-19）。

【疗法特点】

操作简单，患者易于接受，价格低廉。

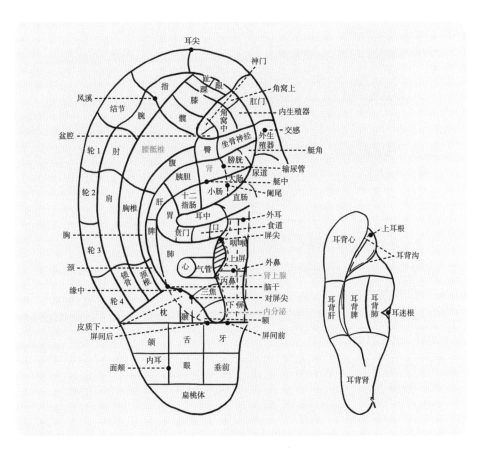

图 4-19　耳穴图

【注意事项】

（1）耳廓暴露在外，结构特殊，血液循环较差，容易感染，且感染后易波及软骨。严重者可致软骨坏死、萎缩而导致耳廓畸变，故应重视预防。一旦感染，应立即采取相应措施。如局部红肿疼痛较轻，可涂 2.5% 碘酒，每日 2~3 次。重者局部涂擦四黄膏或消炎抗生类的软膏，并口服抗生素。如局部化脓，恶寒发热，白细胞增高，发生软骨膜炎，当选用相应抗生素注射，并用 0.1%~0.2% 的庆大霉素冲洗患处，也可配合内服清热解毒剂、外敷中草药及外用艾条灸之。

（2）耳廓上有湿疹、溃疡、冻疮破溃等，不宜用耳穴治疗。

（3）对肢体活动障碍及有扭伤的患者，在耳针留针期间，可配合适量的肢体活动和功能锻炼，有助于提高疗效。

（4）有习惯性流产的孕妇禁用耳针治疗。妇女怀孕期间也应慎用，尤其不宜用子宫、卵巢、内分泌、肾等耳穴。

（5）患有严重器质性病变和伴有高度贫血者不宜针刺，对严重心脏病、高血压者不宜强刺激。

（6）耳针治疗时亦应注意防止发生晕针，万一发生应及时处理。

（三）灸法

【适应证】

适用于肾虚督寒证、寒湿痹阻证等怕冷畏寒者。

【操作方法】

隔姜蒜督灸

（1）治疗前准备

①督灸粉 3 克，由斑蝥、丁香、麝香、肉桂等组成。

②制作姜蒜泥：购买新鲜生姜、大蒜各 500 克，洗净，切丁，粉碎机打碎为泥待用。

③制作艾炷：将艾绒搓成 39 个三棱锥形艾炷，艾炷直径如患者的中指中节直径，长如患者的小指指节。

④其他：桑皮纸（宽 10cm、长 40cm），75% 酒精棉球等。

（2）操作步骤

①体位：令患者裸背俯卧于治疗床上。

②取穴：大椎穴至腰俞穴的督脉端，医者用拇指指甲沿脊柱（督脉）凸处按压"十"字痕迹。

③消毒：75% 酒精棉球自上而下沿脊柱常规消毒 3 遍。

④涂汁：沿脊柱凸部"十"字痕迹涂抹姜蒜汁。

⑤撒督灸粉：沿脊柱凸部"十"字痕迹撒督灸粉，呈线条状。

⑥敷桑皮纸：将桑皮纸敷盖在药粉上面。

⑦铺介质：把姜蒜泥牢固地铺在桑皮纸中央，压实，要求底宽 3cm、高 2.5cm、顶宽 2.5cm、长为大椎穴至腰俞穴的长度，状如梯形。

⑧放置艾炷：在姜蒜泥上面放置三棱锥形艾炷，首尾紧密相连，状如蛇形。

⑨点燃艾炷：点燃艾炷的上、中、下三处；烧透第一炷换第二炷，点燃上、中、下及四分之一处；燃毕换第三炷，点法同第一炷，任其自燃自灭。

⑩移去介质：灸完 3 壮后取下姜蒜泥，用湿热毛巾轻轻擦净灸后药泥及艾灰。一般 7 天为 1 个疗程，治疗 2~3 个疗程。

【疗法特点】

督灸可直接作用于发病部位，使治疗直达病所。此法是运用经络、腧穴、药物、艾灸、发疱的综合作用为一体，充分发挥温肾壮阳、行气破瘀、拔毒散结、祛寒利湿、通督止痛的功效。西医学方面：前期研究发现督灸可升高 β− 内啡呔含量，并在此基础上调节免疫紊乱，减少免疫反应性炎性损伤，调节细胞因子，降低骨破坏指标，控制病情，改善畸形。

【注意事项】

（1）调节饮食：要求患者在治疗前 7 天开始调节饮食，以清淡素食为主，多食用植物蛋白，如大豆、花生、蔬菜等等。忌食一切酒类、水产品、鸡、羊、狗肉及肥甘之品，以免降低疗效或发疱过大。

（2）注意室内温度的调节，关门窗和空调，打开排风扇，保持室内空气流通，治疗室内应有排烟设施，及时排除艾烟，以免污染空气。

（3）取俯卧位，充分暴露施灸部位，注意保暖及保护隐私。

（4）施灸共 3 壮，每壮时间 20 分钟，每次治疗 1 小时以上，及时更换艾柱。

（5）施灸过程中询问患者有无灼痛感，防止艾灰脱落烧伤皮肤或衣物，及时将艾灰清理入弯盘。

（6）注意观察皮肤情况，对糖尿病、肢体感觉障碍的患者，需谨慎控制施灸强度，防止烧伤。

（7）施灸完毕，注意保暖。

（8）施灸后局部皮肤出现微红灼热，属于正常现象。如灸后出现小水疱时，无需处理，可自行吸收。如水疱较大时，用无菌注射器抽出疱液，并以无菌纱布覆盖。

（9）防火设备：治疗室内应准备 1 个水杯，贮存点燃过的火柴柄，以防火灾。

（10）医者在操作时要密切注意患者情况，防止由于患者活动引起艾炷的脱落；患者治疗结束后，医者应嘱其缓慢坐起，并在治疗床上静坐 5~10分钟，以免出现体位性眩晕而摔倒。

（四）贴敷疗法

【适应证】

适用于强直性脊柱炎的腰背部及外周关节不适。对 AS 合并胃肠道病变、怕风怕冷等均有疗效。

【操作方法】

选穴：取大椎、膈俞、脾俞、肾俞、腰阳关、关元、筋缩穴。自制敷贴药粉，以鲜姜汁调和为糊，外敷于上述穴位，以医用粘膏固定。嘱患者第 1、第 2 次贴敷 6 小时（儿童 2 小时）左右，如感皮肤灼热疼痛，即刻取下药贴，以免发疱影响下次治疗；第 3 次贴敷后，可适当延长贴敷时间，如能接受发疱则效果更佳。三伏的初伏、中伏、末伏和三九的一九、二九、三九各进行贴敷 1 次。

【疗法特点】

不仅可治疗所敷部位的病变，亦可运用经络腧穴知识选择穴位敷贴，治疗其他部位病变及全身性疾病。疗法简单易行，接受度高。

【注意事项】

（1）孕妇的脐部、腹部、腰骶部，及某些敏感穴位如合谷、三阴交等处都不宜敷贴，以免局部刺激引起流产。

（2）药物应均匀涂抹于棉纸中央，厚薄一般以 0.2~0.5cm 为宜，覆盖敷料大小适宜。

（3）敷贴部位应交替使用，不宜单个部位连续敷贴。

（4）除拔毒膏外，患处有红肿及溃烂时不宜敷贴药物，以免发生化脓性感染。

（5）对于残留在皮肤上的药物不宜采用肥皂或刺激性物品擦洗。

（6）使用敷药后，如出现红疹、瘙痒、水疱等过敏现象，应暂停使用，报告医师，配合处理。

（7）贴敷后，嘱患者禁烟酒，忌食生冷、辛辣、鱼虾、羊肉等发物。

（五）热敷疗法

【适应证】

适用于 AS 辨证属肾虚督寒者的腰背部不适及外周关节不适。

【操作方法】

选取山柰、羌活、独活、川芎、白芷、徐长卿、青木香、苏木、桂枝、当归、制乳香、制没药、细辛各等份，冰片少许。上药共研细末，与淘洗干净的细砂 2 份拌匀，在锅内炒热或加热，装入布袋内。放在患处，留置 0.5~1 小时，每日 1 次，10 日为 1 个疗程。

【疗法特点】

本疗法可通过促进血液循环，增加局部药物的强度，改善周围组织的营养，从而起到行活血化瘀、运行气血、清营凉血、消肿止痛、促进血管新生的作用。

【注意事项】

（1）进行热敷时，应根据患者的不同病情、不同病变部位来确定患者所采取的体位，务求患者感到舒适。

（2）在热敷前，尤其是直接热敷前，医者应先以自己的手试热度是否适宜。如果温度过高，要待温度适中后再热敷；或将热敷的包袋外加厚包布，以避免烫伤皮肤。既要使患者对热敷的热度能够忍受，并感到舒适，又要能使热敷达到治病的目的。

（3）用以外包的布袋，要事先检查好，使用时要将口扎紧，防止在热敷时布包散开，或漏出包内东西而烫伤患者。

（4）患者在热敷过程中，如感不适，或局部有不良反应，应立即停止热敷，改用其他疗法治疗；并要防止在热敷中温度过高，患者出汗过多而引起虚脱。

（六）拔罐疗法

【适应证】

AS 患者之颈腰部僵硬疼痛、功能受限，肩、膝关节冷痛、沉重、屈伸不利者。

【操作方法】

（1）一般拔罐法

取穴：足太阳膀胱经的大杼至肾俞，督脉的大椎至命门，阿是穴、委中。根据患者的体型，选择大小适当的火罐，在背部涂适量润滑油用闪火法将罐拔于背部，沿着膀胱经和督脉轻轻地来回推拉火罐，至皮肤出现红色瘀血现象为止。重点在背部压痛点处走罐，然后在委中穴拔火罐，留罐10~20分钟，以局部出现瘀血为度。每周治疗1次，8次为1个疗程。

（2）拔罐配合局部针刺

取穴：华佗夹脊穴、背俞穴、阿是穴。根据患者的疼痛部位，选择相应节段的华佗夹脊穴或背俞穴及阿是穴，用1~1.5寸的毫针刺之（注意背部的穴位不宜针刺过深，以免造成气胸），施用平补平泻的手法，取得针感后，加电脉冲刺激20分钟。起针后，在背部疼痛部位拔火罐数个，留罐10~15分钟，待皮肤出现红色瘀血为止。每周治疗3次，12次为1个疗程。

（3）拔罐配合放血法

取穴：阿是穴。患者取俯卧位，在背部疼痛最明显处寻找压痛点及阳性点（皮下按之有结节或索条状物），用三棱针在压痛点处点刺，或用小针刀迅速刺入阳性点，顺着肌肉的走行拨离阳性结节及索条状物1~3下，然后用闪火拔火罐，拔出血量13ml。起罐后擦净皮肤上的血迹，每个阳性点注射维生素 B_{12} 注射液2ml。每次选择3~5个穴位，每周治疗2~3次，10次为1个疗程。

（4）药物拔罐法

取穴：病变局部。防风、防己、川椒、秦艽、穿山甲、乳香、没药、独活、桑寄生、青风藤、海风藤、透骨草各30克。用纱布包好，放入锅内，加水3000ml，文火煎30分钟至药性煎出。将竹罐放入药中，煮5~10分钟，用镊子夹出竹罐，甩去药液，迅速用干毛巾捂住罐口，以便吸去罐口的药液，降低罐口的温度，保持罐内的热气，然后趁热立即将竹罐扣于疼痛部位，手持竹罐稍加按压1分钟，待竹罐吸牢于皮肤即可。留罐10~20分钟，至皮肤出现瘀血现象为止。每日1次，10次为1个疗程。

【疗法特点】

患者接受度高，配合其他疗法进行综合治疗，可以提高临床疗效。

【注意事项】

拔火罐时间要掌控好，不宜过长。因拔火罐的主要原理在于负压而不在于时间，负压很大的情况下拔罐时间过长易拔出水疱，这样不但会伤害到皮肤，还可能会引起皮肤感染。

（七）推拿疗法

【适应证】

适用于 AS 各个阶段的腰背部疼痛及外周关节不适。同时对 AS 导致的内脏功能紊乱也有调节作用。

【操作方法】

（1）一般推拿方法

本法治 AS，早期以和营通络、滑利关节为原则；后期骨性强直者以舒筋通络、活血止痛为原则。

患者俯卧，上胸部及大腿前分别垫 2~3 个枕头，使前胸及腹部悬空，两手臂屈肘置于头前。医者站于旁，在患者腰背部沿脊柱及两侧，用㨰法上下往返治疗，同时另一手掌在背部沿脊柱按压，按压时要配合患者呼吸，当呼气时向下按压，吸气时放松。接上势，用指按法按压脊柱两侧膀胱经及臀部秩边、环跳、居髎等穴。患者仰卧，用㨰法治疗髋关节前部，配合髋关节的外展、外旋被动活动，再拿大腿肌肉和搓大腿。患者取坐位，医者站于后方，用㨰法施于患者颈项两侧及肩胛部，同时配合颈部左右旋转及俯仰活动，然后按揉或一指禅推颈椎两侧，上下往返数次，再拿风池及颈椎两侧到肩井。接上势，嘱患者两肘屈曲，抱于后脑枕部，两手指交叉握紧。医者站于背后，以膝部抵住患者背部，再以两手握住患者两肘，做向后牵引及向前俯的扩胸俯仰动作。在进行这种被动活动时，患者要配合呼吸运动（前俯时呼气，后仰时吸气），俯仰 5~8 次。患者取坐位，将腰背暴露，上身前俯，医者站于旁，用肘压法施于脊椎两旁。再直擦背部督脉及两侧膀胱经，横擦骶部，均以透热为度，可加用热敷。

（2）特殊推拿手法

①麻醉手法：术者用拇指或食、中指位于支配肢体、关节的神经和穴位处，给予适当的力量在神经根支及穴位处进行按揉，每次 10~30 秒，以患者肢体感到有酸麻胀为度，起到麻醉止痛作用。

②缓解疏筋：根据患者的部位不同选择不同的手法，术者用拇指、手掌及前臂位于患处施术，力量由小到大（患者能接受），结束时由大到小；顺序由肌肉、韧带的走行自上而下反复数遍即可。可达到缓解肌痉挛、消肿止痛、改善血液循环之效。

③拨离伸展：术者拇指或食、中指位于肢体和关节粘连处，用适当力

量在患部进行拨离，自上而下反复进行数遍，以达到拨离粘连，松解肌纤维和活血化瘀的目的。

④转动：术者用双手分别持握患肢上下关节，用适当的力量和范围进行屈伸及旋转运动，旋转的范围由小逐渐加大，结束时由大到小，反复数次即可。此目的在于剥离组织间的粘连，松解关节，加强肌力，扩大关节间隙，促进功能恢复。

（3）推拿配合点穴法

①推拿法：患者俯卧，先将脊柱拔伸，再自肩部起循脊柱两旁自上而下揉按，过承扶穴则改用揉捏，下至殷门、委中、承山穴，重复3次。然后提腿扳动，摇晃拔伸数次，再在脊柱两旁自上而下推拿揉捏，轻轻叩击腰部并揉按数次。按摩后腰部适当制动，卧硬板床，待症状减轻后再进行腰肌锻炼。

②点穴法：按摩的同时可用分筋手法点按肾俞、志室、大肠俞、命门、阳关、委中、环跳等穴，寻找局部压痛点由上往下逐个进行点穴按摩。

【疗法特点】

推拿疗法可以调节患者的经络、筋脉、气血、脏腑，达到治疗预防保健的作用，是一种无创伤、无痛苦的治疗手段，患者接受度高。

【注意事项】

（1）操作过程应轻柔和缓，避免暴力操作。特别是已经出现关节强直及骨质疏松的患者。

（2）掌握好治疗强度及力度，避免患者不耐受或疼痛加重。对晚期发生畸形和脊柱僵硬、骨质疏松的患者，治疗时严防手法粗暴，以免发生骨折。

（3）患者处于饥饿、疲乏或过度紧张时应避免操作。

（4）患者存在严重高血压、冠心病等内脏疾病，或处于疾病活动期时应慎重选择。

（5）患者存在出血倾向或服用抗凝药物时应慎重操作，避免造成皮下出血。

（6）推拿需配合中药治疗，以控制病情的发展，保护脊柱功能。

（八）热蜡疗法

【适应证】

适用于 AS 寒湿痹阻、脾肾阳虚、瘀血痹阻等证的颈腰背僵痛。

【操作方法】

将医用石蜡装在蜡疗机内，使蜡完全熔化，然后盛到托盘内，让它冷却。为了使蜡块表层与底层同时凝固，可以往盘内加些冷水，水比蜡重，可沉入盘底。等到表层与底层的蜡差不多凝固后，把水倒掉擦干，在桌上或床上铺一块塑料或橡皮布，把蜡块倒在布上，并裹住，放在病变部位；外用毛毯保温 30~60 分钟，然后把石蜡剥下。可反复使用。每日 1 次，每次 40 分钟，10 次为 1 个疗程。

【疗法特点】

本法的透热作用可深达皮下组织 0.2~1cm，具有促进小血管扩张，改善血液循环、代谢，缓解肌肉痉挛的作用。蜡疗对局部又有柔和的机械压迫作用，可防止组织内淋巴液和血液渗出，对关节具有消炎、止痛和消肿作用。

【注意事项】

（1）石蜡加热必须采用隔水加热的方法，以免烧焦或燃烧。注意防火、防烧烫伤。

（2）用过的蜡，可塑性及黏滞性均降低，影响蜡疗的机械作用，所以每次重复使用时应加入 15%~25% 的新蜡。

（3）蜡疗的温度要因人、因病制宜，过热、过冷都不好，对湿热耐受力差的患者，宜用蜡饼敷贴法治疗。

（4）医用蜡中不应含有水分，以免引起烫伤。如在加热熔化时，出现"啪啪"声和泡沫，则表示有水分。脱水的方法是将蜡加热至 100~110℃，同时不断搅拌泡沫至"啪啪"声消失。

（九）运动疗法

【适应证】

适用于 AS 各个阶段的治疗。

【操作方法】

（1）前屈后伸：两足分开与肩同宽站立，双下肢保持伸直，双手叉腰，腰部做前屈后伸活动，反复 4~5 次，活动时尽量放松腰部肌肉。

（2）左右侧屈：两足分开与肩同宽站立，双上肢下垂，伸直腰部做左侧屈，左手顺左下肢外侧尽量往下，还原。然后以同样姿势做右侧屈，反复 7~8 次。

（3）左右回旋：两足分开与肩同宽站立，双手叉搂腰部做顺时针及逆时针方向旋转各 1 次，然后由慢到快、由小到大地顺逆交替回旋 4~5 次。

（4）拱桥式：仰卧位，双侧屈肘、屈髋、屈膝，头、双足、双肘五点作支撑，双掌托腰用力将腰拱起，反复多次。经过一段锻炼后，腰部肌力增强，可进一步练习腰肌力：将双上肢屈曲放于胸前，以头及双足三点支撑拱腰锻炼，逐渐练习用双掌双足四点作支撑，做拱桥状锻炼。

（5）飞燕式：俯卧位，双上肢靠身旁伸直，使头肩和双上肢向后上方抬起；或双下肢伸直向后上抬高；进而两个动作可同时进行，呈飞燕状，反复多次。

【疗法特点】

本法治疗 AS 的目的是取得和维持脊柱的最佳位置，增强椎旁肌肉、增加肺活量，其重要性不亚于药物治疗，且安全、无不良反应，无需花费。

【注意事项】

（1）掌握活动量，不能操之过急，活动量要由少到多渐次增加，适可而止。采用运动疗法，并非一朝一夕就见成效，需要一段时间才能显现出来。运动时应用力适度，避免关节过度负荷，注意节省体能。

（2）安排好时间，每天以早晨锻炼为好，此时空气新鲜，精力充沛，全身肌肉器官也已得到充分休息，效果较好。不能到室外进行锻炼者，可以在室内或床上随时锻炼。休息、工作和娱乐时应注意肢体姿势，预防形成关节畸形。休息时尽量保持关节功能位，同时避免关节长久放置在一个位置。

（3）一次项目不宜多，一般只选 1~2 项，坚持不懈，动作必须认真，思想要集中。提倡关节缓慢匀速运动，避免进行不能停止的加速运动。多用夹板、支助具等关节辅助设备。

（4）如发现患者食欲差、失眠、体重明显下降、脉搏超过原来的30%，这往往是锻炼过度引起的，或由其他疾病所致，应该酌减运动量。必要时应请医生检查。运动疗法后应定期（2~3 个月）X 线复查。

（十）针刀疗法

【适应证】

适用于 AS 各个阶段，但是越早期临床应用效果越好。

【操作方法】

疏筋解结针刀闭合松解术。颈部、腰部、髋部是 AS 病变最严重的部位，在松解部位的选取上，可利用触诊法探查足太阳筋经、督脉上的筋结点，判断脊柱节段的受累和病变程度。

（1）具体探查手法：以拇指指腹面沿足太阳筋经、督脉，自上而下，逐一进行按压、点压、推移诊察，寻找结筋病灶。病灶处往往有挛缩、结聚等表现，触诊可发现结节、条索样结筋部位。按压筋结点时，往往会有疼痛、酸胀、麻木、灼热、触电感。

（2）针刀定点步骤：通过上述触诊步骤，先选择病变最严重的脊柱节段，在椎体棘突定 1 点，左右侧旁开 2cm 各定 1 点，共 3 点，作为一个椎体的治疗平面。然后再取该椎体上下各 1 个治疗平面，共 9 个部位，作为一个治疗单元进行松解。

（3）松解步骤：患者取俯卧位，充分暴露施术部位，在探查定位的筋结点处用棉签蘸龙胆紫做标记，局部消毒后，行利多卡因浸润麻醉。选取 4 号针刀，然后严格按照针刀四步进针法，从标记处刺入，向棘突、横突方向缓慢探索直达骨面；调转刀头，达到肌肉附着点处，横向疏通，纵向剥离，松解相关筋膜、肌肉、韧带、小关节囊；当刀下有松动感，患者感到局部酸胀时，出刀。压迫止血后，用创可贴贴敷，嘱患者保持局部皮肤干燥至少 48 小时。每次选择病变最严重的一个治疗单元进行松解治疗，每周 2 次，共治疗 4 周。

【疗法特点】

本疗法疗效确切，起效快，往往可以立竿见影，同时可改善 AS 患者远期预后。治疗过程操作简单，不受任何环境和条件的限制。治疗时切口小，不用缝合，对人体组织的损伤也小，且不易引起感染，无不良反应，患者也无明显痛苦和恐惧感，术后无需休息，治疗时间短，疗程短，患者易于接受。

【注意事项】

（1）发热患者不宜。

（2）存在严重心肺功能不全，或者其他影响生命的内脏疾患的发作期不宜。

（3）施术部位有皮肤感染或破溃，或有深部脓肿者不宜。

（4）晕针者，或对治疗存在恐惧心理者不宜。

（5）存在出凝血功能障碍的患者不宜。

（十一）浮针疗法

【适应证】

强直性脊柱炎导致的各个部位及各种性质的疼痛。

【操作方法】

采用排他性浮针疗法，选取腰背部及臀部肌群。患者取俯卧位，胸下垫枕，嘱深呼吸后放松身体，医师用指腹由浅入深，逐层触摸腰背部表浅及深层肌肉，认真感受指感，如指下出现局限性紧硬、条索、结节，即为应治疗的部位。标记定位后在治疗点上或下 5cm 处用碘伏消毒皮肤，使用专用浮针进针器进针，快速将针推入皮下；待针体完全进入皮下后行扫散手法，以拇指为支点作左右扇形运动，至患者局部疼痛明显减轻或局部结节、条索、紧张感改善或消失为止。扫散动作结束后退出针芯，软管留在皮下，用胶布固定软管于皮肤内，留管 5 小时。3 次为 1 个疗程，隔天治疗，根据患者病情，逐渐延长至 1 周 1 次。共治疗 24 周。

【疗法特点】

此疗法无痛进针，患者易于接受。疗效快捷确切。

【注意事项】

（1）患者在过于饥饿、疲劳、精神紧张、过饱、刚刚睡醒时，不宜立即针刺。

（2）浮针疗法留针时间长，相对传统针刺疗法而言，理论上讲较易感染。浮针器具只能一次性使用，同时要注意消毒。特别是对容易感染的患者，如糖尿病患者，当加倍小心，慎防感染。

（3）留针期间，应注意针口密封和针体固定，嘱患者避免剧烈活动和洗澡，以免汗液和水进入机体引起感染。

（4）针刺的部位一般应选在对日常生活影响较小的部位。关节处活动度较大，一般不宜选用，可在关节附近进针。另外也不要选用太靠近腰带的部位，因为腰带的活动或紧束常影响针体的固定。

（5）根据情况，进针点可以选择在离病灶较远的地方，但浮针进针点和病痛部位之间尽量不要有关节，否则疗效也相对较差。尤其是外侧（伸面），不要跨关节浮针治疗。

（6）在涂抹过红花油等刺激性外用药的局部，或短期内用过封闭疗法的局部在短时间内不宜针刺。

（7）留针过程中要嘱咐患者控制运动量，不能出汗。少数情况下，留置于皮下的软套管移动后触及血管，会导致疼痛，可嘱患者自行起针或家人帮助起针，也可到附近的医疗机构取出。

（8）局部有异常感觉时，不要紧张，大多为胶布过敏所致，可改用其他类型的物件固定。

第五章　银屑病关节炎

一、概述

银屑病关节炎（Psoriatic arthritis, PsA）是一种与银屑病相关的炎性关节病，具有银屑病皮疹并会导致关节和周围软组织疼痛、肿、压痛、僵硬和运动障碍，部分患者可有骶髂关节炎和（或）脊柱炎，病程迁延、易复发、晚期可发生关节强直，导致残疾。PsA 的发病年龄一般多在 30~50 岁之间，男女发病率几无差别。银屑病患者不一定并发关节炎，其关节病变的轻重与皮肤病变的活动性亦不尽一致。

中医学上对银屑病关节炎尚未确定和规范病名，中医称银屑病为"白疕"或"蛇虱"，而关节炎则属于"痹证"的范畴，因此有名中医认为，可以把银屑病关节炎命名为"疕痹"或"银屑痹"。在我国古代医著中，缺乏有关银屑病的系统论述，只有少数症状的描述，如《医宗金鉴》谓："白疕之形如疹疥，色白而痒多不快。"《外科证治全书》："白疕，一名疕风，皮肤燥痒，起如疹疥而色白，搔之屑起，渐至肢体枯燥，折裂血出痛楚。"

银屑病关节炎在发病过程中，银屑病与关节炎相互纠缠，绝大多数都是银屑病先发，或与关节炎同时发病，即关节炎是在银屑病的基础上继发的。因此探求病因就应以银屑病的病机为基础。《医宗金鉴》谓："白疕……固由风邪客于皮肤，亦由血燥难荣外。"北京中医医院所著《中医皮肤病学》认为："本病多因情志内伤，气机壅滞，郁久化火，心火亢盛，毒热扰于营血；或因饮食失节，过食腥发动风的食物，脾胃失和气机不畅，郁久化热，复受风热毒邪而发病。病久或反复发作，阴血被耗，气血失和，化燥生风或经脉阻滞，气血凝结，肌肤失养而致。"有名中医认为"风热毒瘀"乃银屑病发病之根本病机。病者或因情志内伤，或因饮食失节，或因脾胃失和而内有蕴热，复因感受风热毒邪，内外攻注，血热挟风而溢于肌肤，则出现红斑鳞屑性皮损。风热毒邪攻注关节，经络气血凝滞不通而出现关节疼痛，甚则强直畸形而为病。

中医治疗总体治则为清热解毒凉血、活血祛风除湿，又当根据兼杂之邪及脏腑气血情况辨证论治。风寒阻络者当祛风散寒，活血通络；风热血燥者当散风清热，凉血润燥；湿热蕴结者当清热利湿，祛风活血；热毒炽盛者当清热解毒，凉血活血；肝肾亏虚者当补益肝肾，祛风活血；瘀血痹阻者当活血化瘀，祛风通络。

二、治疗方法

（一）针刺疗法

【适应证】

适应于银屑病关节炎急慢期患者，关节局部疼痛、肿胀、结节、痰核者。

【操作方法】

（1）一般取穴

足三里、风池、合谷、外关、尺泽、阳溪、大椎、肾俞、腰阳关、悬钟、阳陵泉、血海、三阴交、申脉、照海等，每次5~6个穴，采用平补平泻手法，留针20~30分钟。

（2）辨证取穴

①风寒阻络：取风池、肺俞、曲池、血海、三阴交，平补平泻手法。

②风热血燥：大椎、曲池、合谷、血海、三阴交、足三里、耳尖（放血3~5滴），针用泻法。

③湿热蕴结：合谷、曲池、血海、三阴交、足三里、阴陵泉，针用泻法。

④热毒炽盛：大椎、曲池、血海、合谷（放血）、三阴交、华佗夹脊，针用泻法。

⑤肝肾亏虚血海、肝俞、肾俞、膈俞、三阴交、足三里，针用补法。

⑥瘀血痹阻：膈俞、血海、气海、阿是穴，平补平泻法。

以上针刺每日1次，除肝肾亏虚证留针15~20分钟外，其余留针均为20~25分钟；除热毒炽盛证7日为1个疗程外，其余均10日为1个疗程。（图5-1~图5-14）

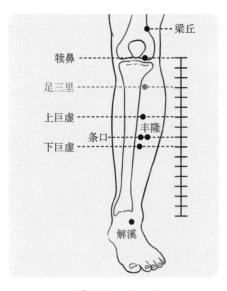

图 5-1　足三里

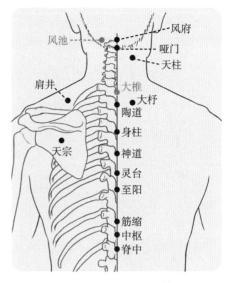

图 5-2　风池、大椎

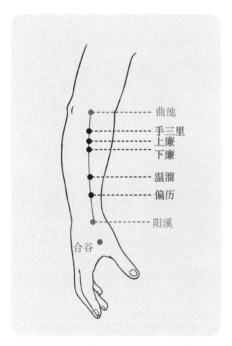

图 5-3　合谷、曲池、阳溪

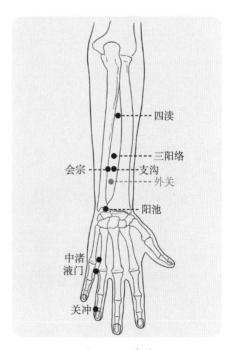

图 5-4　外关

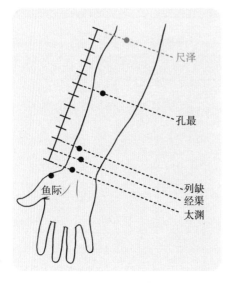

图 5-5　尺泽

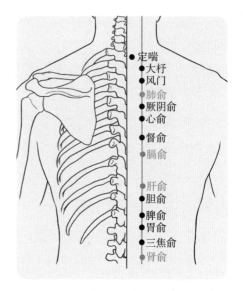

图 5-6　肾俞、肺俞、肝俞、膈俞

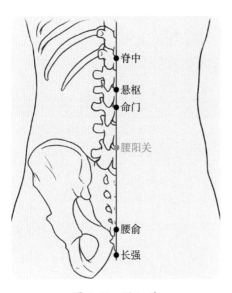

图 5-7　腰阳关

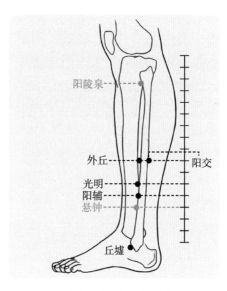

图 5-8　悬钟、阳陵泉

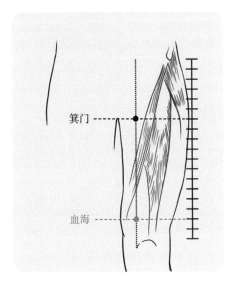

图 5-9　血海

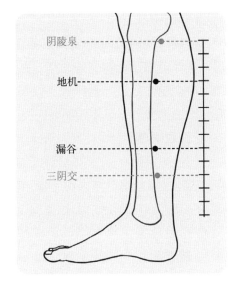

图 5-10　三阴交、阴陵泉

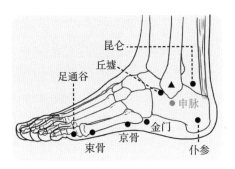

图 5-11　申脉

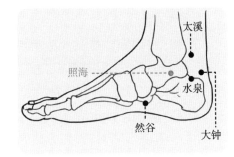

图 5-12　照海

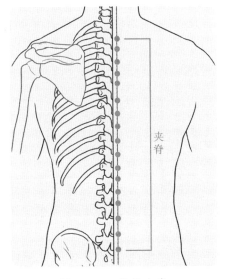

图 5-13　华佗夹脊

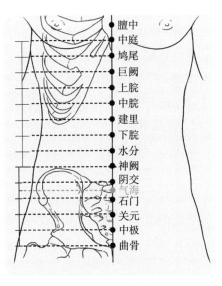

图 5-14　气海

【疗法特点】

针刺疗法可改善患者关节症状及皮疹表现。现有研究发现传统针刺、温针灸等可通过影响信号通路、炎症因子等，在一定程度上发挥抗炎作用，缓解疼痛症状。且针刺疗法还具有方便操作，作用持久，减少患者的胃肠、肝肾损伤等优点，可作为银屑病关节炎的重要辅助治疗手段。

【注意事项】

严格无菌操作；术前要详细交待操作过程，避免晕针、滞针等不良事件；有出血倾向者、妊娠患者禁用此法。

（二）耳穴疗法

【适应证】

银屑病关节炎引起的关节及肌肉疼痛。由于服用药物等带来的相关不良反应，如腹痛、腹泻、失眠、胸闷、心慌等。

【操作方法】

风寒阻络取肺、神门、内分泌、血海、心；风热血燥取肺、心、三焦、神门、大肠；湿热蕴结取脾、肺、上耳背、神门、三焦、肾上腺；热毒炽盛取心、大肠、耳尖、肺、神门、上耳背；肝肾亏虚取肝、脾、肾、神门、三焦、肾上腺。

以上采用王不留行籽压穴，间日更换 1 次。每日自行按压 3~5 次，每次每穴 1~2 分钟，3~5 次为 1 个疗程。（图 5-15）

【疗法特点】

本疗法具有疏通经络、调整脏腑气血的作用，可促进机体的阴阳平衡，以防治疾病、改善症状。该疗法治疗手段简单，取材容易，经济价廉，便于携带，疗效确切，尤其对一些慢性病症疗效较为卓著，且具有安全、无痛苦、无不良反应等优点，易于推广应用。

【注意事项】

（1）注意预防感染，一旦感染应立即采取相应措施。

（2）耳廓上有湿疹、溃疡、冻疮破溃等，不宜用耳穴治疗。

（3）对肢体活动障碍的患者，在耳豆留置期间，可配合适量的肢体活动和功能锻炼，有助于提高疗效。

（4）妇女怀孕期间慎用，尤其不宜用子宫、卵巢、内分泌、肾等耳穴。

（5）有严重器质性病变者、伴有高度贫血者不宜，对严重心脏病、高血压者不宜强刺激。

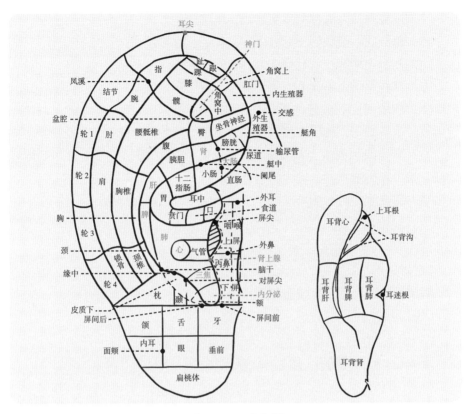

图 5-15 耳穴图

（三）熏洗疗法

【适应证】

适用于银屑病关节炎皮疹鲜红、关节疼痛严重，证属湿热蕴结、热毒炽盛的情况。

【操作方法】

蛇床子、地肤子、苦参、黄柏、透骨草各 15 克，大黄、白鲜皮、乳香、没药、苏木、红花、大枫子各 10 克，水煎 500ml，熏洗四肢关节及皮损，每日 1 次。一般 7 天为 1 个疗程，治疗 2~3 个疗程。

【疗法特点】

本疗法借助药力和热力，通过皮肤、黏膜作用于机体，促使腠理疏通、脉络调和、气血流畅，从而达到预防和治疗疾病的目的。现代医学实验证实，熏洗时湿润的热气能加速皮肤对药物的吸收，同时皮肤温度的升高可导致皮肤微小血管扩张，能促进血液和淋巴液的循环。

【注意事项】

（1）熏洗药不可内服。

（2）炎夏季节熏洗药液不可过夜，以防变质。

（3）熏洗前，要做好一切准备，以保证治疗顺利进行。

（4）在治疗期间注意适当休息，切忌过劳。

（5）熏洗后即用干软毛巾擦拭患部，并注意避风。

（6）药液温度要适当，既不要太高，以免烫伤，又不要太低，以免影响疗效。一旦烫伤，即暂停治疗，并用甲紫等药物外涂伤面，防止感染。

（7）煎药所加清水当视具体情况而定，不可太多、太少。太多则浓度太低，太少则热量不够，均会影响疗效。

（8）熏洗疗法可酌情与其他疗法配合使用，以增加疗效。

（四）涂擦疗法

【适应证】

适用于银屑病进行期或血热型。

【操作方法】

（1）普连膏

黄芩末1份，黄柏末1份，凡士林8份组成。均匀涂于皮损，每日2次。

（2）镇银膏

由白鲜皮、黄连、花椒、知母、麻油等组成。外涂皮损，后用聚乙烯塑料薄膜包封，5天换药1次，2个月为1个疗程。

【疗法特点】

本疗法有祛风湿、镇痛、消炎等作用，使用时通过搓擦，不但可起到按摩作用，还可增加药物的渗透性。

【注意事项】

（1）涂药前需清洁局部皮肤。

（2）涂药不宜过厚以防毛孔闭塞。

（3）涂药后，观察局部及全身的情况，如出现丘疹、瘙痒、水疱或局部肿胀等过敏现象，应停止用药，将药物擦洗干净并及时处理。

（4）局部有开放性伤口时不用此法。

（五）针刀疗法

同类风湿关节炎和强直性脊柱炎章节。

（六）热蜡疗法

同类风湿关节炎章节。

第六章 痛风

一、概述

痛风是一种由单钠尿酸盐结晶沉积在关节内或关节周围组织所致的晶体关节病，与嘌呤代谢紊乱、机体尿酸产生过多或肾脏排泄尿酸减少引起的高尿酸血症相关。主要以反复发作的急性关节炎、慢性破坏性关节病、尿酸盐结晶积聚（痛风石）为临床表现，晶体在肾脏沉积可引起尿酸盐肾病及尿酸性结石。痛风主要发生在男性及绝经后女性中，男女性别比例为15∶1。中国高尿酸血症的总体患病率为13.3%，痛风为1.1%，男性高于女性。近年来随着饮食及生活习惯等方面的变化，该病的患病率呈明显上升和年轻化的趋势。

痛风属传统中医学中"痹证"范畴，中国古代文献中虽有"痛风"病名，但究其含义与西医所指"痛风"并不完全一致，与痛风证治相关的病名还包括"痛痹""白虎历节"等。《金匮要略》："历节病，不可屈伸……疼痛如掣……脚肿如脱。"《外台秘要·白虎方》中所记尤为贴切："其疾昼静而夜发，发则彻髓，酸疼乍歇，其病如虎之啮，故名白虎之病也。"朱丹溪在《格致余论》中首次提出"痛风"病名，然而后世医家对痛风认识各不相同，《景岳全书》云："历节风痛以其痛无定所，即行痹之属也……与气血相搏而疼痛非常，或如虎之咬。"《中藏经》曰："历节疼痛者……大都痛痹之证，多有昼轻而夜重者。"而虞抟在《医学正传》中认为："夫古之所谓痛痹者，即今之痛风也。"《类证治裁》也将痛风归为"痛痹"，至清代《张氏医通》关于痛风有"痛风而痛有长处，其痛上赤肿灼热，或浑身壮热，此欲成风毒"的描述，并对痛风病名演变进行了归纳："痛风一证，《灵枢》谓之贼风，《素问》谓之痹，《金匮》名曰历节，后世更名为白虎历节。"

痛风患者多先天禀赋不足，脾肾亏虚，加之饮食不节，起居无常，喜好饮酒，嗜食肥甘厚味，导致脏腑功能失调，脾失健运，肾乏气化，脾肾二脏清浊代谢紊乱，湿浊郁积日久成毒，浊毒不得泄利，羁留血中，或与外邪相合，瘀结痹阻经络。"伤于湿者，下先受之"，湿性趋下，重浊黏滞，故本病初发症状多见于下肢单关节，且缠绵难愈易反复；湿浊瘀结郁久化热，急性发作时受累关节红肿热痛明显。如不加干预，经络痹阻不通，脏腑功能不能复健，湿浊继续化生，则又变生痰核结节，腐骨蚀筋，而见骨节屈曲畸形；湿浊蕴热，煎熬尿液，可见石淋尿血。由此看来，本病的主要病机可以湿、热、浊、毒、瘀概括其全貌。治疗上强调分期论治：急性发作期治以清热利湿解毒为主，以减轻湿热瘀毒对机体的损害，并开启前后二阴，促进毒邪排出，邪去正安；缓解期以健脾和胃、补血祛风、补益肝肾为法。

二、治疗方法

（一）针刺疗法

针刺治疗在一定程度上对缓解痛风关节疼痛症状有较显著的效果，包括普通针刺、火针、电针、刺络放血等多种方式，可单用或多种方式联合应用。

【适应证】

痛风急性发作期，关节疼痛剧烈者。（图 6-1～图 6-9）

【操作方法】

（1）体针

主穴：第 1 组取足三里，阳陵泉，三阴交；第 2 组取曲池。

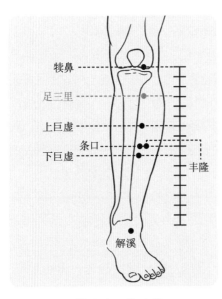

图 6-1 足三里

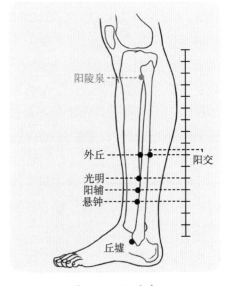

图 6-2 阳陵泉

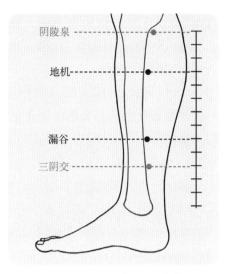

图 6-3 三阴交、阴陵泉

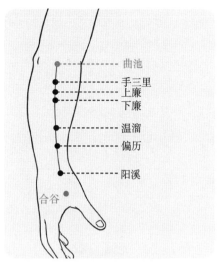

图 6-4 曲池、合谷

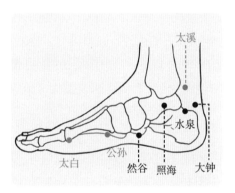

图 6-5 太溪、太白、公孙

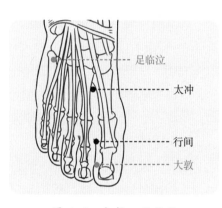

图 6-6 大敦、足临泣

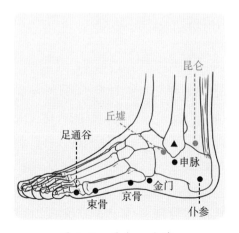

图 6-7 昆仑、丘墟

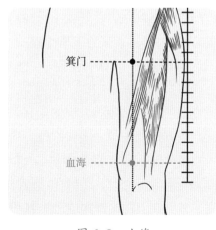

图 6-8 血海

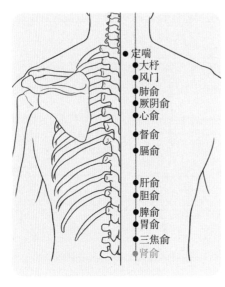

图 6-9 肾俞

配穴：第 1 组内踝侧取太溪、太白、大敦，外踝侧取昆仑、丘墟、足临泣；第 2 组取合谷。

病变在下肢，主穴与配穴取第 1 组，病变在上肢则取第 2 组。以主穴为主，根据部位酌加配穴。以 1~1.5 寸 0 号毫针刺入，得气后采用提插捻转补泻手法，急性期发作期用泻法；缓解期用平补平泻法。均留针 30 分钟，每隔 10 分钟行针 1 次，每日或隔日 1 次，10 次为 1 个疗程，疗程间间隔 3~5 天。

（2）火针点刺放血治疗

选取患病关节局部高度肿胀、充盈、青紫的脉络，用 12 号一次性注射针头在酒精灯上烧至通红，对准部位速刺疾出，深度为 0.3~1.0 寸。务必点刺准确，一针到位，每次总出血量控制在 50ml 以内。关节局部肿胀明显者，可在患部散刺 1~3 针，使炎性渗出物排出。轻症每周 1 次，重症 2 天 1 次，一般 1~2 次症状可迅速得到控制，以 2 次为 1 个疗程。

（3）电针治疗

取穴：足三里、三阴交、阿是穴。患者取仰卧位，病变局部皮肤常规消毒，用毫针快速进针，直刺足三里、三阴交，均用捻转补法，使其针感传导，令足三里和三阴交构成回路，用电针治疗仪给予电刺激。刺激参数：频率为 100Hz，刺激开始的电流强度为 0.5mA，10 分钟后增至 1mA，又 10 分钟后增至 2mA，共刺激 30 分钟。同时用毫针刺激局部阿是穴，以泻法为主。每日 1 次，6 天为 1 个疗程。

（4）电针加艾条温和灸

主穴取患侧足三里、三阴交、阳陵泉、公孙、八风、阿是穴。湿热痹阻证配曲池、阴陵泉，瘀热内郁证配血海、合谷，肝肾阴虚证配肾俞、太溪。患者取仰卧位，所取穴位、所用针具及医者手指经常规消毒。将针刺入穴位得气后，再将针柄与电针治疗仪导线连接，选连续波中频率，电流以患者能耐受为度，留针 30 分钟出针，并泻八风穴。出针后点燃纯艾条 1 支，分别在上述施针穴位上施温和灸（每穴 10 分钟），艾火距穴位约 1 寸，以施灸部位局部潮红又不产生灼痛为度。上述治疗每天 1 次，10 天为 1 个疗程。

【疗法特点】

针刺治疗痛风急性期具有见效快、无药物不良反应等特点。

【注意事项】

（1）患者在过于饥饿、疲劳、精神过度紧张时，不宜立即进行针刺。久病体弱气虚血亏、年老体衰及初次受针者，取穴要少、手法宜轻，并尽量采用卧位。

（2）有自发性出血或损伤后出血不止的患者，不宜针刺。

（3）皮肤有感染、溃疡、瘢痕处，或有肿瘤的部位，不宜针刺。

（4）使用火针时应注意避免烫伤。

（5）在针刺操作过程中，出现晕针应及时救治。

（6）临床较常见的异常情况还有滞针：在行针时或留针后，医者可感觉针下涩滞，捻转提插、出针均感困难，若勉强捻转、提插时患者则有剧痛感，对此，可在滞针腧穴附近进行循按或再刺一针，即可消除滞针。

（二）热敷疗法

【适应证】

适用于痛风性关节炎急性发作期。

【操作方法】

（1）湿热蕴结证，酌情选用清热除湿、宣痹通络之品，可选用虎杖100克、栀子100克、赤芍50克、土茯苓100克、黄柏50克、冰片20克、苦参50克，打粉后用醋调制，外敷。

（2）热毒炽盛证，酌情选用清热解毒、凉血止痛药物，如消痹膏由黄柏、白芷、虎杖、乳香、没药、栀子等药组成）醋调外敷，4~6小时，每天1~2次。

（3）风湿热痹证，用金黄膏外敷，2~3天换药1次，10天为1个疗程。也可将中药捣碎外敷，如冰黛散是将冰片、青黛各20克研细末，用食醋调匀后外敷于红肿关节处，每次敷6~8小时，每天1次，治疗10天为1个疗程。

【疗法特点】

本疗法使药物直接透过皮肤，通过经络血脉传递，利用不同药物的性味作用，由经脉入脏腑，输布全身，直达病所，并利用适宜温度刺激，使局部血管扩张，促进血液循环，增加局部药物的强度，改善周围组织的营养，从而起到行活血化瘀、运行气血、清营凉血、消肿止痛、促进血管新生的作用。

【注意事项】

（1）进行热敷时，应根据患者的不同病情、不同病变部位来确定患者所采取的体位，务求使患者感到舒适。

（2）在热敷前，尤其是直接热敷前，医者应先以自己的手试热度是否适宜。如果温度过高，要待温度适中后再热敷；或将热敷的包袋外加厚包布，以避免烫伤皮肤。既要使患者对热敷的热度能够忍受，并感到舒适；又要能使热敷达到治病的目的。

（3）用以外包的布袋，要事先检查好，使用时要将口扎紧，防止布包在热敷时散开，或漏出包内东西而烫伤患者。

（4）患者在热敷过程中，如感不适，或局部有不良反应，应立即停止热敷，改用其他疗法治疗，并要防止在热敷中温度过高，患者出汗过多而引起虚脱。

（三）穴位注射疗法

【适应证】

痛风性关节炎急性期，关节疼痛明显者。

【操作方法】

（1）选择 1 种注射液：当归注射液、丹参注射液、灯盏花注射液、正清风痛宁注射液等。

（2）选择注射相关穴位：注射穴位为病变部位附近的穴位，如外关、合谷、八邪、足三里、阳陵泉、昆仑、照海、八风；还可配合选用肿痛关节部位的阿是穴。

（3）协助患者取舒适体位，暴露局部皮肤，注意保暖。遵医嘱取穴，通过询问患者感受确定穴位的准确位置。常规消毒皮肤。一手绷紧皮肤，另一手持注射器，对准穴位快速刺入皮下，然后用针刺手法将针身推至一定深度，上下提插至患者有酸、胀等"得气"感应后，回抽无回血，即可将药物缓慢推入。推药的速度依病情、患者体质等定夺。若注入较多药液，可边退边推药，或将注射器更换几个方向注射药物。注射量：肢端一般为1~2ml，躯干、四肢和肌肉丰厚之处以 3~5ml 为宜。注射完毕拔针，用无菌棉签按压针孔片刻。观察患者用药后症状改善情况，安置舒适体位。每日或隔日 1 次，5~7 次为 1 个疗程。

【疗法特点】

（1）具有针刺、注射物对穴位刺激及药理作用的综合效能。

（2）减少了针刺留针的时间，一般患者在穴位注射后即可随意活动。

（3）穴位注射后，机体吸收需要一定时间，可在穴位内维持较长时间的刺激。

（4）由于是穴位注射，药物用量一般比常规偏低，所以可减轻某些药物的不良反应。

【注意事项】

（1）要严格遵守无菌操作规程。使用药物之前，要检查有无沉淀、变质及是否超过有效期等。

（2）对所用药物的性质、作用、浓度、用量及不良反应应充分掌握，两种以上药物混合使用时，须注意配伍禁忌。

（3）凡能引起过敏反应的药物，使用前必须做皮内过敏试验，阴性时方可注入。

（4）药液一般不宜注入关节腔、脊髓腔和血管内。注射时应避开主神经干，当患者有触电感时要稍退针，然后再注入药物。

（5）注意预防晕针、弯针、折针，一旦出现，处理同毫针。

（四）中药离子导入疗法

【适应证】

痛风性关节炎的各种身体关节疼痛不适等症状。

【操作方法】

（1）热毒炽盛证：马鞭草、西河柳、大小蓟各20克，赤芍、丹皮各10克，海桐皮、透骨草、鸡血藤各15克，乳香、没药各6克，水煎取液，备用。

（2）湿热蕴结证：苍术、黄柏各15克。土茯苓、大黄、川牛膝各30克，红花、栀子、虎杖、大青叶各12克，水煎取液，备用。

协助患者取舒适体位，暴露治疗部位。打开电源开关，将2块棉衬套（垫片），浸入38~42℃的中药液后取出，拧至不滴水为宜；将电极板放入衬套内，平置于治疗部位，2个电极板相距2~4cm，外用隔水布覆盖，绷带或松紧搭扣固定，必要时使用沙袋；启动输出，调节电流强度，至患者耐受为宜。具体操作参照仪器说明书进行。

治疗中询问患者感受，调节电流强度。如患者主诉疼痛，立即停止治疗。治疗结束，取下电极板，擦干局部皮肤，观察皮肤情况。操作完毕，协助患者着衣，安排舒适体位，整理床单、床位。以 7 天为 1 个疗程，治疗约 2~3 个疗程。

【疗法特点】

本法通过用离子机脉冲电位对穴位进行刺激，通络而镇痛；中药经离子导入，增强了透皮吸收，可直达病变部位。

【注意事项】

（1）治疗过程中要随时调整治疗强度，防止因温度过高引起烧烫伤。

（2）刺激大，肌肉起抑制作用，药不易进入；刺激小，肌肉起兴奋作用，药易进入，故并非刺激越大越好。

（3）如治疗后皮肤粗糙、痛痒，可用甘油和水各等份的溶液涂擦；如皮肤反应强烈可给以丙酮化氟新龙、复方醋酸地塞米松乳膏等药物治疗，必要时停止治疗。

（4）对直流电不能耐受者，湿疹、恶性肿瘤、出血倾向的疾病、心力衰竭、感觉障碍者，有人工关节、心脏起搏器、骨折钢板、钢钉等禁用此法。

第七章　系统性红斑狼疮

一、概述

红斑狼疮（LE）是一组累及皮肤及多种内脏器官的自身免疫性炎症性结缔组织病，是病谱性疾病，包括盘状红斑狼疮（DLE）、亚急性皮肤红斑狼疮（SCLE）、深在性红斑狼疮（LEP）、系统性红斑狼疮（SLE）、新生儿红斑狼疮（NLE）和药物性狼疮（DIL）。其中系统性红斑狼疮除皮肤表现和肌肉骨骼表现以外，还可以出现多系统损害，如血液系统损害导致的血细胞的减少，或肺和胸膜受累，或肾脏病变，或心血管受累，或中枢神经系统及周围神经系统病变，或胃肠道病变，或眼部病变，或淋巴结肿大和脾大。

目前国内外研究发现红斑狼疮发病主要与遗传因素、感染因素、免疫学异常、环境因素和药物因素有关。SLE患病率地域差异较大，目前全球SLE患病率为（0~241）/10万，中国大陆地区SLE患病率约为（30~70）/10万，男女患病比为1∶（10~12）。

中医学文献中无系统性红斑狼疮病名，但其临床表现在文献中有类似描述，古籍中关于"阴阳毒""红蝴蝶疮""日晒疮""温毒发斑""赤丹""鬼脸疮""马缨丹"等疾病的相关记载与本病极为相似。如《金匮要略·阴阳毒》曰："阳毒之为病，面赤斑斑如锦纹，咽喉痛，唾脓血……阴毒之为病，面目青，身痛如被杖，咽喉痛。"《诸病源候论·时气阴阳毒候》又云："此谓阴阳二气偏虚，则受于毒。若病身重腰脊痛，烦闷，面赤斑出，咽喉痛，或下利狂走，此为阳毒。若身重背强，短气呕逆，唇青面黑，四肢逆冷，为阴毒。或得病数日，变成毒者；或初得病，便有毒者，皆宜依证急治。失候则杀人。"葛洪记载了"温毒发斑"之病名，《肘后备急方·治伤寒时气温病方》："治温毒发斑，大疫难救，黑膏生地黄半斤。"何廉臣对温毒发斑进一步加以论述，其《重订广温热论·论温热兼症疗法》言："温毒发斑……初起脉浮沉俱盛，壮热烦躁，起卧不安；外感头面红肿，咽喉肿痛，吐脓血，面赤如锦纹，身痛如被杖；内则烦闷呕逆，腹痛狂乱，躁渴，或狂言不利。"

多数医家认为本病皮损多由先天禀赋不足，或七情内伤，或劳累过度，以致机体阴阳气血失于平衡，气阴两伤，内有蕴热，复感阳热毒邪，内外相合，化生热毒，热毒燔灼营血，灼伤血络，脉络破损，血热外溢，凝滞肌肤，发为红斑；机体气血逆乱，加之血热外溢，血不循经，瘀血内生，更兼日久火热炼血成瘀，以致热毒血瘀互结，脉络受阻。病理因素不外乎虚（阴虚、气虚、血虚），热（血热），毒（热毒），瘀（血瘀）四端，以气阴两虚为本，热毒血瘀为标，加之热灼气阴，伏毒难尽，愈致本虚标实，病程缠绵。据此制定治疗原则以养阴清热、凉血化瘀为主，重补肾阴以治本，清热凉血解毒、祛瘀化痰通络以治标，标本兼治。

二、治疗方法

（一）针刺疗法

【适应证】

SLE 患者皮损、肌肉关节症状、神经精神症状及内脏损害证属热毒炽盛者，均可采用针刺疗法。

【操作方法】

常用穴位：大椎、曲池、合谷、委中、十宣、十二井穴。用泻法，针刺得气后留针 30 分钟，1~2 日 1 次。也可在皮损局部阿是穴用三棱针散刺出血。一般以 7 天为 1 个疗程，治疗 2~3 个疗程。（图 7-1~ 图 7-3）

【疗法特点】

针刺治疗可以疏通经络、调和阴阳、扶正祛邪等。

【注意事项】

（1）患者在过于饥饿、疲劳、精神过度紧张时，不宜立即进行针刺。久病体弱气虚血亏、年老体衰及初次受针者，取穴要少、手法宜轻，并尽量采用卧位。

（2）有自发性出血或损伤后出血不止的患者，不宜针刺。

（3）皮肤有感染、溃疡、瘢痕或肿瘤的部位，不宜针刺。

（4）防止刺伤重要脏器。对胸、胁、腰、背、腹所居之处的腧穴，不宜直刺、深刺，以免伤及内脏；项部的风府、哑门及脊椎部的穴位，刺时要掌握一定的角度、深度，不宜大幅度提插、捻转和长时间留针。

（5）在针刺操作过程中，若患者出现晕针，应及时救治。

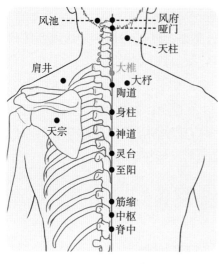

图 7-1　大椎

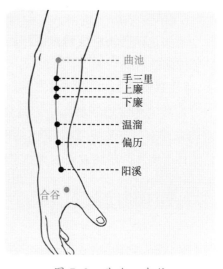

图 7-2　曲池、合谷

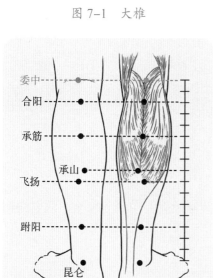

图 7-3　委中

（6）临床较常见的异常情况还有滞针；在行针时或留针后，医者可感觉针下涩滞，捻转提插、出针均感困难，若勉强捻转、提插时患者则有剧痛感，对此，可在滞针腧穴附近进行循按或再刺一针，即可消除滞针。

（二）敷贴疗法

【适应证】

本法适用于由 SLE 引起的皮肤红斑、甚至破溃者。

【操作方法】

将五倍子粉和密陀僧粉用盐水调敷，直接涂在红斑狼疮患者皮肤黏膜有溃疡糜烂处。

【疗法特点】

该法是将药物打成粉末调和后在体外敷贴，使药力从毛窍透入而达到祛邪疗病的目的。

【注意事项】

外敷用药宜随制随用，不宜久置，以免变质；如果敷药后出现皮疹、水疱等现象，应及时拿掉药物，并注意保持皮肤清洁，以防感染；若水疱较大，可用注射器抽取积液，并盖上消毒敷料，保护局部皮肤。

（三）熏洗疗法

【适应证】

本法适用于由 SLE 引起的皮肤红斑、甚至破溃者。

【操作方法】

用中药熏洗，可选用侧柏叶 10 克、黄柏 5 克、薄荷 5 克、泽兰 5 克、大黄 10 克等，具有清热解毒祛湿之功。取塑料盆或桶，将上述中药散开放入其中，以开水 3000~5000ml 泡制，待中药溶解。患者可坐于床边，挽起裤腿，将两足放于桶边，让蒸汽熏病变部位，待水温 40~50℃时（根据患者耐受程度调节）进行浴足，双足相对搓动，一般 20~30 分钟，待微微汗出为止。

【疗法特点】

该法是将药物煎煮的蒸汽外熏或用煎液擦浴，使药力和热力从毛窍透入而达到祛邪疗病的目的。

【注意事项】

（1）熏洗药不可内服。

（2）炎夏季节熏洗药液不可过夜，以防变质。

（3）熏洗前，要做好一切准备，以保证治疗顺利进行。

（4）在治疗期间注意适当休息，切忌过劳。

（5）熏洗后即用干软毛巾擦拭患部，并注意避风。

（6）药液温度要适当，既不要太高，以免烫伤，又不要太低，以免影响疗效。一旦烫伤，即暂停治疗，并用烫伤膏等药物外涂伤面，防止感染。

（7）煎药所加清水当视具体情况而定，不可太多、太少。太多则浓度太低，太少则热量不够，均会影响疗效。

（8）熏洗疗法可酌情与其他疗法配合使用，以增加疗效。

（四）耳穴疗法

【适应证】

SLE 所引起的皮疹、关节及肌肉疼痛；由于服用药物等带来的相关不良反应，如腹痛、腹泻，失眠，胸闷、心慌等等；功能紊乱性疾病如眩晕、心律不齐、高血压、胃肠功能紊乱、月经不调、神经衰弱、失眠等。

【操作方法】

选取心、肺、神门、肾上腺、脑等耳穴，采用王不留行籽压穴，间日更换 1 次。每日自行按压 3~5 次，每次每穴 1~2 分钟，3~5 次为 1 个疗程。（图 7-4）

【疗法特点】

本疗法具有疏通经络、调整脏腑气血的作用，可促进机体的阴阳平衡，以防治疾病、改善症状。该疗法治疗手段简单，取材容易，经济价廉，便于携带，疗效确切，尤其对一些慢性病症疗效较为卓著，而且具有安全、

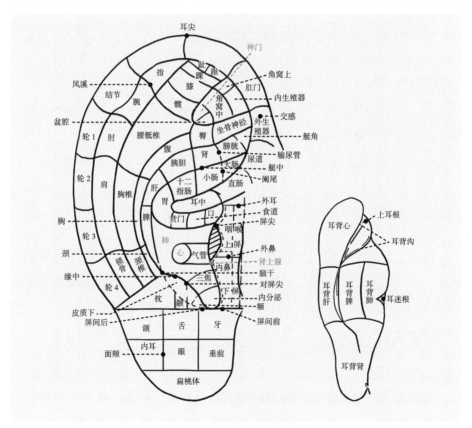

图 7-4　耳穴图

无痛苦、无不良反应等优点，易于推广应用。

【注意事项】

（1）注意预防感染，一旦感染应立即采取相应措施。

（2）耳廓上有湿疹、溃疡、冻疮破溃等，不宜用耳穴治疗。

（3）对肢体活动障碍的患者，在耳豆留置期间，可配合适量的肢体活动和功能锻炼，有助于提高疗效。

（4）妇女怀孕期间慎用，尤其不宜用子宫、卵巢、内分泌、肾等耳穴。

（5）有严重器质性病变者、伴有高度贫血者不宜，对严重心脏病、高血压者不宜强刺激。

（五）脐疗法

【适应证】

适用于 SLE 患者辨证属脾肾阳虚者，或缓解期患者合并胃肠道功能紊乱，或 SLE 累及消化道导致的狼疮性肠炎、假性肠梗阻等情况。

【操作方法】

（1）温水清洁脐部（可提前让患者清洗好），取脐灸药粉填埋满神阙穴（药量根据患者肚脐的大小加减），放面碗至填满的神阙穴上，面饼内放艾炷，点燃。

（2）调节神灯距离艾炷 30cm 处，定时，裸露的两侧腹部用浴巾盖好保暖，其他部位注意保暖。

（3）每 15 分钟换 1 炷，待 1 炷燃尽时续接下一个艾炷，共灸 6 炷。

【疗法特点】

本疗法具有见效快、无不良反应、作用持久等特点。

【注意事项】

配置脐灸粉时应避免使用有腐蚀作用的药物。灸后 2 小时内避免进食生冷、油腻。如遇施灸部位起疱，应注意避免感染，必要时可用无菌注射器抽取积液。

（六）针刀治疗

【适应证】

狼疮患者由于长期使用激素，容易合并股骨头坏死。股骨头坏死针刀治疗效果显著。

【操作方法】

（1）髋关节囊针刀松解：患者取仰卧位，以股骨大粗隆顶点的近侧1cm、前侧1cm处为穿刺点，以4号针刀直刺，直达关节囊处，依次适当松解前侧、外侧和后侧挛缩的关节囊，至术者针刀下的紧张感消失后出针。

（2）髋内侧针刀松解：患者取仰卧位，助手固定骨盆，并使患髋外展外旋至最大受限角度。术者可触及紧张、挛缩的大收肌及长收肌肌腱，取其距耻骨结节起点以下约2~3cm处为进针点，以针刀（规格同上）对紧张、挛缩的大收肌及长收肌肌腱适当松解，至术者针刀下的紧张感消失。

（3）髋外侧针刀松解：患者取侧卧位，患侧在上，呈屈曲内收位。取髂胫束、阔筋膜张肌和臀中肌止点3处紧张、挛缩明显处为进针点，以针刀（规格同上）分别适当松解，至术者针刀下的紧张感消失，见髋关节屈曲、内收活动度进一步好转。

每一部位针刀治疗完毕后均压迫止血3~5分钟，观察无血肿、无活动性出血后，用无菌敷料敷盖。48小时内保持术区清洁干燥。术后辅助患者进行髋关节功能锻炼。

【疗法特点】

本疗法具有见效快，创伤小，花费低等特点。

【注意事项】

操作过程注意无菌操作，避免感染。注意避开重要血管、神经。术后如出现出血不止应及时请外科协助处置。

第八章　干燥综合征

一、概述

干燥综合征（Sjogren syndrome, SS）是一种主要累及外分泌腺体的慢性炎症性自身免疫性疾病。临床除有唾液腺和泪腺受损，功能下降而出现口干、眼干外，尚有其他外分泌腺及腺体外其他器官受累而出现多系统损害的症状，比如肺间质病变、肾小管酸中毒、原发性胆汁性胆管炎、视神经脊髓炎等。本病分为原发性和继发性2类。原发性干燥综合征在我国人群的患病率为0.3%~0.7%，在老年人群中患病率为3%~4%。发病年龄多在40~50岁，也可见于儿童，多见于女性，男女比为1∶（9~20）。SS的病因目前还不明确，可能与遗传、感染和性激素水平有关。

根据SS的临床特征，可将之归属于中医学"痹病"范畴，与痹病中的"燥痹"相似，属于疑难风湿病之一。历代医家对其治疗也颇有探究。清代喻昌在《医门法律》中指出"有干于外而皮肤皱揭者，有干于内而精血枯涸者，有干于津液而荣卫气衰"，并提出了辛凉甘润之法。石芾南在《医原》中立"燥气论"专篇，首次为内燥立论。燥痹为当代医家路志正于20世纪80年代末提出并命名，首见于其《路志正医林集腋》。路老认为本病病机总属阴血亏虚，津枯液涸，治疗上以"持中央、顾润燥"为主，兼以"运四旁、怡情志、调升降、纳化常"的原则，选用辛甘凉润之品，以益气养阴、润燥生津为治疗大法，配合疏肝理气、清热解毒、祛湿化浊、滋补肝肾等法治疗。

二、治疗方法

（一）针刺疗法

【适应证】

干燥综合征口干、眼干等各种干燥症状。

【操作方法】

主穴：太溪、三阴交、关元；配穴：肾俞、命门。

加减：眼目干涩者，加睛明、攒竹、丝竹空、太冲；目干涩伴视力下降者，加四白、鱼腰、合谷；口干津少者，加地仓、足三里；口干唇燥者，加血海、阴陵泉；口眼干燥属阴虚热毒者，加曲泽、太冲、血海；腮腺肿大者，加太冲、阳陵泉；阴道干涩者，加气海、曲骨；发热者，加肺俞、大椎、合谷等；发热较甚者，加曲池、行间；纳差者，加中脘、脾俞、胃俞等。

每次选穴 8~10 个，每日 1 次，10 天为 1 个疗程。（图 8-1~ 图 8-12 ）

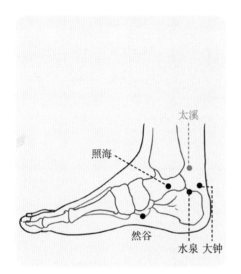

图 8-1　太溪

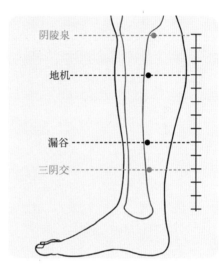

图 8-2　三阴交、阴陵泉

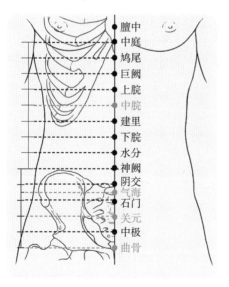

图 8-3　关元、气海、曲骨、中脘

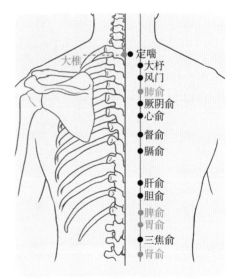

图 8-4　肾俞、肺俞、大椎、脾俞、胃俞

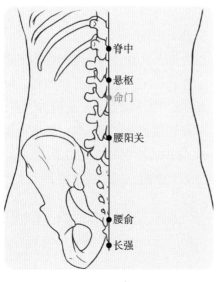

图 8-5　命门

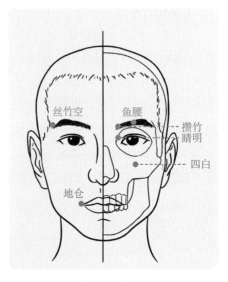

图 8-6　睛明、攒竹、丝竹空、
四白、鱼腰、地仓

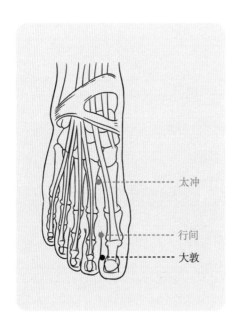

图 8-7　太冲、行间

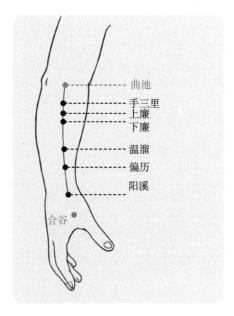

图 8-8　合谷、曲池

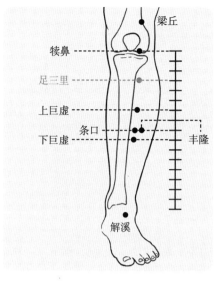

图 8-9 足三里

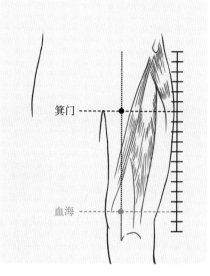

图 8-10 血海

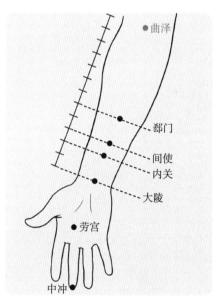

图 8-11 曲泽

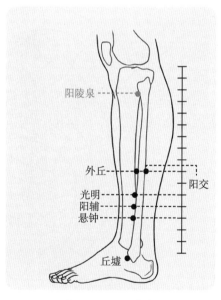

图 8-12 阳陵泉

【疗法特点】

疗效快，方法简便，既经济又能避免患者服药困难等问题。

【注意事项】

患者不配合或存在恐惧心理时避免应用。发生晕针时及时进行救治。

（二）耳穴疗法

【适应证】

干燥综合征口干、眼干等症状明显者。

【操作方法】

主穴：肾、皮质下、内分泌、神门。

加减：口干者，加口；眼干涩者，加眼；腮肿者，加腮、脾；关节痛者，加肝及相应部位；外阴干涩者，加卵巢。

对上述穴位进行压丸（多选用王不留行籽），先压一侧耳穴，每天按摩刺激 3 次，每次 3~5 分钟。2 天交换对侧耳穴 1 次。（图 8-13）

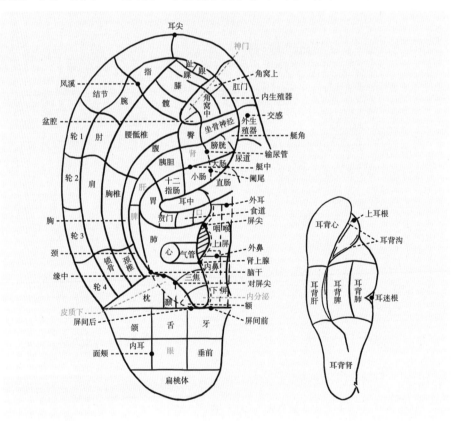

图 8-13 耳穴图

【疗法特点】

操作简单，患者易于接受，价格低廉。

【注意事项】

（1）应重视预防感染。一旦感染，应立即采取相应措施治疗。

（2）耳廓上有湿疹、溃疡、冻疮破溃等，不宜用耳穴治疗。

（3）有习惯性流产的孕妇禁用耳针治疗；妇女怀孕期间也应慎用，尤其不宜用子宫、卵巢、内分泌、肾等耳穴。

（4）有严重器质性病变者、伴有高度贫血者不宜针刺，对严重心脏病、高血压者不宜强刺激。

（5）耳针治疗时亦应注意防止发生晕针，万一发生应及时处理。

（三）熏洗疗法

1. 关节熏洗法

【适应证】

适用于干燥综合征合并关节症状者。

【操作方法】

选取羌活、独活、两面针、桑寄生各15克，生川乌、草乌各12克，白茄根、榕树须各20克，络石藤、铁树根各1克，松节30克，归尾20克。上药煎汤后浓缩成250~300ml药水，另加米黄酒500克，倒入木桶（盛水约2500ml），浸泡20~30分钟（水温夏天在35℃左右，冬天40~45℃），每周3次。熏洗后即用干软毛巾擦干身体，避风寒湿。

2. 眼部熏洗法

【适应证】

干燥综合征以眼干为主要表现者。

【操作方法】

中药熏眼，药物由石斛10克、玄参20克、菊花15克、金银花15克组成。将上述药物放入水中浸泡后煮沸，文火煎20分钟，澄出药汁冷却后放入暖水瓶中，将眼睛置于瓶口上方10~15cm处熏蒸。每次15分钟，每日2次。治疗28天为1个疗程。

【疗法特点】

简单易行，患者易于接受，费用低廉。

【注意事项】

（1）熏洗药不可内服。

（2）炎夏季节熏洗药液不可过夜，以防变质。

（3）熏洗前，要做好一切准备，以保证治疗顺利进行。

（4）在治疗期间注意适当休息，切忌过劳。

（5）熏洗后即用干软毛巾擦拭患部，并注意避风。

（6）药液温度要适当，既不要太高，距离适中，以免烫伤，又不要太低，以免影响疗效。一旦烫伤，即暂停治疗，并用甲紫等药物外涂伤面，防止感染。

（7）煎药所加清水当视具体情况而定，不可太多、太少。太多则浓度太低，太少则热量不够，均会影响疗效。

（8）熏洗疗法可酌情与其他疗法配合使用，以增加疗效。

（四）穴位注射疗法

【适应证】

干燥综合征口干、眼干明显及合并关节症状等。

【操作方法】

（1）药品选择：生脉注射液、丹参注射液、参芪扶正注射液、正清风痛宁注射液等，也可以选择自体血或臭氧等物质。

（2）选择穴位：关节痛选穴针灸取穴相同，一般选择就近穴位。指关节肿痛可选用八邪、合谷；腕关节肿痛，选用阳溪、大陵；肘关节痛曲泽、臂中；肩关节痛取肩髃；髋关节痛取风市、环跳；膝关节病取膝眼、足三里；脊柱痛取华佗夹脊（华佗夹脊穴在第1胸椎棘突下至第5腰椎棘突下，每椎棘突下旁开5分处，计17对，共34穴）；口干、眼干主穴取曲池、廉泉、肾俞、三阴交、太溪和太冲穴，燥毒甚者加合谷穴，腮腺肿大加颊车穴。

（3）操作过程：协助患者取舒适体位，暴露局部皮肤，注意保暖。通过询问患者感受确定穴位的准确位置。常规消毒皮肤。一手绷紧皮肤，另一手持注射器，对准穴位快速刺入皮下，然后用针刺手法将针身推至一定深度，上下提插至患者有酸胀等"得气"感应后，回抽无回血，即可将药物缓慢推入。推药的速度依病情、患者体质等定夺。若注入较多药液时，可边退边推药，或将注射器更换几个方向注射药物。若采用穴位注射空气或氧气时，可将消毒的空气或氧气按无菌操作规程抽进注射器，注入穴位，操作方法同上。注射量：肢端一般为 1~2ml，躯干、四肢和肌肉丰厚之处以 3~5ml 为宜。注射完毕拔针，用无菌棉签按压针孔片刻。观察患者用药后症状改善情况，安置舒适体位。每日或隔日 1 次，5~7 次为 1 个疗程。

【疗法特点】

本疗法具有针刺、注射物对穴位刺激及药理作用的综合效能。减少了针刺留针的时间，并且一般患者在穴位注射后即可随意活动。穴位注射后，机体吸收需要一定时间，可在穴位内维持较长时间的刺激。

【注意事项】

（1）要严格遵守无菌操作规程。使用药物之前，要检查有无沉淀、变质及是否超过有效期等。

（2）对所用药物的性质、作用、浓度、用量及不良反应应充分掌握，2 种以上药物混合使用时，须注意配伍禁忌。

（3）凡能引起过敏反应的药物，使用前必须做皮内过敏试验，阴性时方可注入。

（4）药液一般不宜注入关节腔、脊髓腔和血管内。注射时应避开主神经干，当患者有触电感时要稍退针，然后再注入药物。

（5）躯干部穴位注射不宜过深，以防止刺伤内脏；脊柱两侧穴位注射时，针尖可斜向脊柱。

（6）年老体弱者，注射部位及药量宜少；孕妇的下腹部、腰骶部及能引起子宫收缩的穴位，不做穴位注射。

（7）注意预防晕针、弯针、折针，一经出现，处理同毫针。

整体而言，目前应用于干燥综合征的外治法相对较少，更多侧重于改善患者口干、眼干等临床症状。有待于进一步深入研究与探索。

第九章　多发性肌炎与皮肌炎

一、概述

多发性肌炎（Polymyositis，PM）和皮肌炎（Dermatomyositis，DM）是一组以横纹肌弥漫性非化脓性炎症为主要病变的结缔组织病，多侵犯四肢近端及颈部肌群，表现为肌无力、肌痛等，伴有特征性皮疹（眶周水肿性红斑、戈特隆征、暴露部位皮疹、血管炎性皮疹、技工手）者称为皮肌炎。本病常累及全身多个脏器，特别是肺脏，约30%的患者合并肺间质病变，伴发肿瘤的频率亦较高。本病发病率为（0.5~8.4）/百万人口，男女比例为1:2。本病可以发生在任何年龄，但有两个高峰，第一峰在5~14岁，第二峰在40~60岁。本病属于自身免疫性疾病，病因不明，可能与病毒感染、免疫异常、遗传及肿瘤有关。其中PM以细胞免疫亢进为主，DM以体液免疫亢进为主。本病发病机制尚不明确。

根据PM/DM的临床表现，属中医学痹病中的"肌（肉）痹""肌肤痹"等范畴，若肌肉萎缩无力则属"痿病"范畴，若累及内脏，则属"脾痹"等脏腑痹的范畴，为疑难风湿病之一。

《素问·痹论篇》提出："脾痹者，四肢懈堕，发咳呕汁，上为大塞"，其症为"肌肤尽痛在于肉则不仁"等，并提出针刺治疗本病。汉代华佗《中藏经》中认为，本病多由"饮食不节，膏粱肥美之所为"，其"肉痹之状，其先能食而不能充悦，四肢缓而不收持者是也"，治"宜节饮食以调其脏，常起居以安其脾，然后依经补泻"。唐代孙思邈《备急千金要方》用麻黄止汗通肉方、西州续命汤等方剂治疗本病。宋代《圣济总录》收载治疗本病方4首。明代吴崑在《医方考》中提出"湿气着于肌肉，则营卫之气不荣，令人痹而不仁，即为肉痿。肉痿即肉痹耳"的观点。治疗上本病当重视分期论治。本病急性期往往皮疹与肌痛无力同现，治以清热解毒与凉血祛风散瘀并用。此后疹退、肌痛、肌萎缩，重在益气养阴，辅以通络。缓解期当健脾培中、驱邪通络。

近年来，随着中医、中西医结合研究的不断深入，本病在基础理论和临床研究方面取得了一些进展，但还有待进一步深入。中医特色疗法治疗本病具有一定优势。

二、治疗方法

（一）针刺疗法

【适应证】

PM/DM 导致的肌肉疼痛伴无力。

【操作方法】

（1）按分期选穴

本病早期：针刺合谷、外关、曲池、手三里、足三里、阴陵泉、阳陵泉等穴，并配艾灸。

中、晚期：针刺合谷、曲池、足三里、阴陵泉、阳陵泉、承山等穴，并配艾灸。

（2）按部位选穴

腰肌无力：三焦俞、气海俞、肓门、上髎、委中、肾俞、大肠俞、志室、次髎、足三里。

颈肌无力：风池、天柱、肩中俞、肩外俞、天井、腕骨。

背肌无力：附分、肺俞、神堂、心俞、魂门、魄户、风门、膏肓、厥阴俞、膈俞、肝俞。

三角肌及肩胛肌无力：巨骨、天髎、肩髃、肩髎、臂臑、臑会。

胸肌无力：气户、屋翳、周荣、辄筋、手三里、阳陵泉、库房、膺窗、胸乡、大包、曲池、足三里。

以上各部位发生疼痛，伴有四肢肌痛的，上肢配四渎、外关、手三里、曲池；下肢配承扶、风市、梁丘、足三里、阳陵泉。

一般以平补平泻手法，迅速垂直刺入该穴位 1~1.5 寸，留针 20 分钟，间歇运针，15 天为 1 个疗程。（图 9-1~ 图 9~18）

【疗法特点】

本疗法对 PM/DM 患者具有多重调节作用，同时可快速促进肌力恢复，刺激肌肉再生。安全可靠。

【注意事项】

（1）患者在过于饥饿、疲劳、精神过度紧张时，不宜立即进行针刺。初次受针者，取穴要少、手法宜轻，并尽量采用卧位。

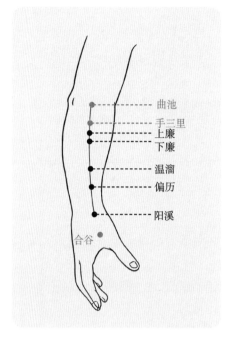

图 9-1 合谷、曲池、手三里

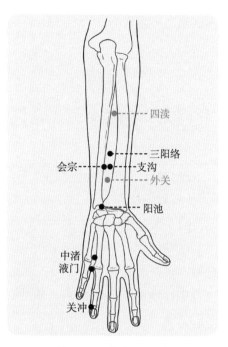

图 9-2 外关、四渎

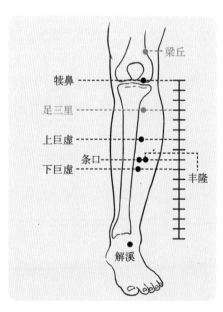

图 9-3 足三里、梁丘

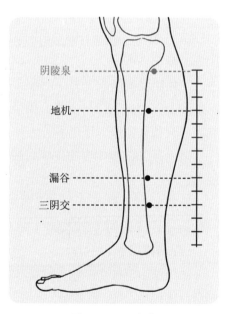

图 9-4 阴陵泉

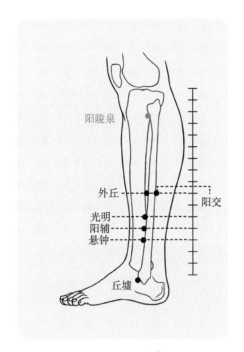

图 9-5　阳陵泉

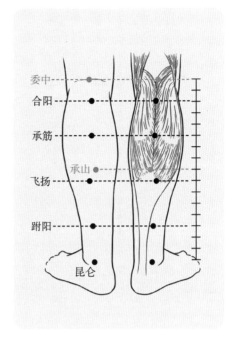

图 9-6　承山、委中

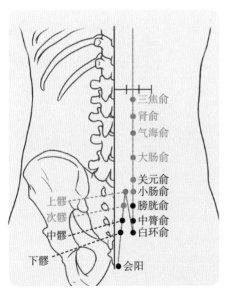

图 9-7　三焦俞、气海俞、上髎、肾
俞、大肠俞、次髎

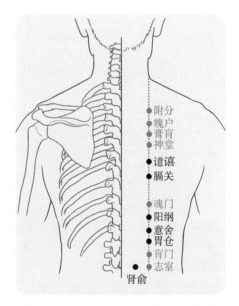

图 9-8　肓门、志室、附分、神堂、
魂门、魄户、膏肓

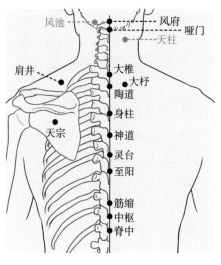

图 9-9　风池、天柱

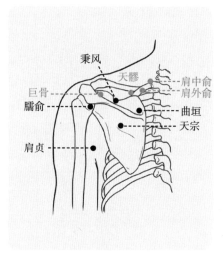

图 9-10　肩中俞、肩外俞、巨骨、天髎

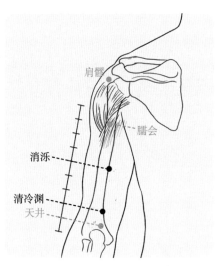

图 9-11　天井、肩髎、臑会

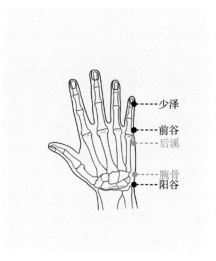

图 9-12　后溪、腕骨

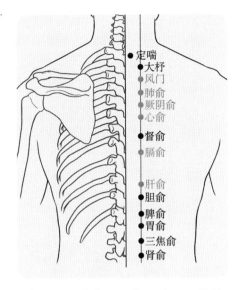

图 9-13 肺俞、心俞、风门、厥阴俞、膈俞、肝俞

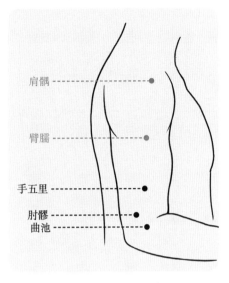

图 9-14 肩髃、臂臑

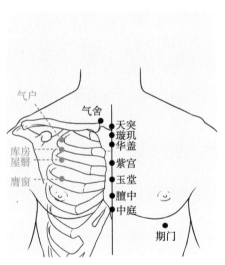

图 9-15 气户、屋翳、库房、膺窗

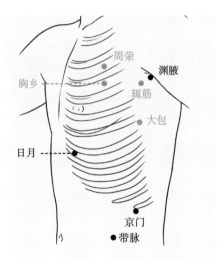

图 9-16 周荣、辄筋、胸乡、大包

171

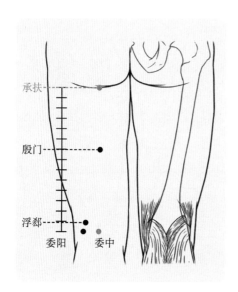

图 9-17　承扶

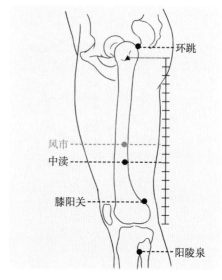

图 9-18　风市

（2）有自发性出血或损伤后出血不止的患者，不宜针刺。

（3）皮肤有感染、溃疡、瘢痕或肿瘤的部位，不宜针刺。

（4）防止刺伤重要脏器。对胸、胁、腰、背、脐所居之处的腧穴，不宜直刺、深刺，以免伤及内脏；项部的风府、哑门及脊椎部的穴位，刺时要掌握一定的角度、深度，不宜大幅度提插、捻转和长时间留针。

（5）在针刺操作过程中，若患者出现晕针，应及早采取急救措施。

（6）临床较常见的异常情况还有滞针，处理同前。

（二）熏洗疗法

【适应证】

适用于 PM/DM 肌肉肿痛较甚者。

【操作方法】

清热利湿外洗方：芙蓉叶、玉竹各 15 克，野菊花 12 克。

湿热明显者，可加用金银花、冬瓜皮、泽泻、泽兰、知母、黄柏、土茯苓等清热泻火、利水消肿。

寒湿明显者，可加用生川乌、生草乌、生南星、红花、细辛、枯矾等温经散寒，活血通络。

水煎外洗，每次 10~15 分钟，每日 3~5 次，30 天为 1 个疗程。

【疗法特点】

本疗法借助药力和热力，通过皮肤、黏膜作用于机体，促使腠理疏通、脉络调和、气血流畅，从而达到预防和治疗疾病的目的。现代医学实验证实，熏洗时湿润的热气能加速皮肤对药物的吸收，同时皮肤温度的升高可导致皮肤微小血管扩张，促进血液和淋巴液的循环。

【注意事项】

（1）熏洗药不可内服。

（2）炎夏季节熏洗药液不可过夜，以防变质。

（3）熏洗前，要做好一切准备，以保证治疗顺利进行。

（4）在治疗期间注意适当休息，切忌过劳。

（5）熏洗后即用干软毛巾擦拭患部，并注意避风。

（6）药液温度要适当，既不要太高，以免烫伤，又不要太低，以免影响疗效。一旦烫伤，即暂停治疗，并用甲紫等药物外涂伤面，防止感染。

（7）煎药所加清水当视具体情况而定，不可太多、太少。太多则浓度太低，太少则热量不够，均会影响疗效。

（8）熏洗疗法可酌情与其他疗法配合使用，以增加疗效。

（三）中药离子导入疗法

【适应证】

PM/DM 导致的肌肉疼痛无力等情况。

【操作方法】

常选用黄芪多糖注射液、人参多糖注射液、参芪扶正注射液等益气扶正类药物。

协助患者取舒适体位，暴露治疗部位。打开电源开关，将 2 块棉衬套（垫片）浸入 38~42℃的中药液后取出，拧至不滴水为宜；将电极板放入衬套内，平置于治疗部位，2 个电极板相距 2~4cm，外用隔水布覆盖，绷带或松紧搭扣固定，必要时使用沙袋；启动输出，调节电流强度，至患者耐受为宜。具体操作参照仪器说明书进行。

治疗中询问患者感受，调节电流强度。如患者主诉疼痛，立即停止治疗。治疗结束，取下电极板，擦干局部皮肤，观察皮肤情况。操作完毕，协助患者着衣，安排舒适体位，整理床单、床位。以 7 天为 1 个疗程，治疗约 2~3 个疗程。

【疗法特点】

本法通过用离子机脉冲电位对穴位进行刺激，通络而镇痛；中药经离子导入，增强了透皮吸收，可直达病变部位。患者无疼痛感，易于接受。

【注意事项】

（1）治疗过程中要随时调整治疗强度，防止因温度过高引起烧烫伤。

（2）刺激大，肌肉起抑制作用，药不易进入；刺激小，肌肉起兴奋作用，药易进入，故并非刺激越大越好。

（3）如治疗后皮肤粗糙、瘙痒，可用甘油和水各等份的溶液涂擦；如皮肤反应强烈可给以丙酮化氟新龙、复方醋酸地塞米松乳膏等药物治疗，必要时停止治疗。

（4）对直流电不能耐受者，湿疹、恶性肿瘤、出血倾向的疾病、心力衰竭、感觉障碍者，有人工关节、心脏起搏器、骨折钢板、钢钉等禁用此法。

（四）穴位注射疗法

【适应证】

PM/DM 肌肉无力明显者，或恢复期的患者。

【操作方法】

（1）药品选择：黄芪多糖注射液、人参多糖注射液、参芪扶正注射液、正清风痛宁注射液等。

（2）注射穴位为病变部位附近的穴位，如外关、合谷、八邪、足三里、阳陵泉、昆仑、照海、八风。

（3）操作过程：协助患者取舒适体位，暴露局部皮肤，注意保暖。通过询问患者感受确定穴位的准确位置。常规消毒皮肤。一手绷紧皮肤，另一手持注射器，对准穴位快速刺入皮下，然后用针刺手法将针身推至一定深度，上下提插至患者有酸胀等"得气"感应后，回抽无回血，即可将药物缓慢推入。推药的速度依病情、患者体质等定夺。若注入较多药液时，可边退边推药，或将注射器更换几个方向注射药物。注射量：肢端一般为1~2ml，躯干、四肢和肌肉丰厚之处以 3~5ml 为宜。注射完毕拔针，用无菌棉签按压针孔片刻。观察患者用药后症状改善情况，安置舒适体位。每日或隔日 1 次，5~7 次为 1 个疗程。

【疗法特点】

本疗法具有针刺、注射物对穴位刺激及药理作用的综合效能。减少了针刺留针的时间，并且一般患者在穴位注射后即可随意活动。穴位注射后，机体吸收需要一定时间，可在穴位内维持较长时间的刺激。

【注意事项】

（1）要严格遵守无菌操作规程。使用药物之前，要检查有无沉淀、变质及是否超过有效期等。

（2）对所用药物的性质、作用、浓度、用量及不良反应应充分掌握，2种以上药物混合使用时，须注意配伍禁忌。

（3）凡能引起过敏反应的药物，使用前必须做皮内过敏试验，阴性时方可注入。

（4）药液一般不宜注入关节腔、脊髓腔和血管内。注射时应避开主神经干，当患者有触电感时要稍退针，然后再注入药物。

（5）躯干部穴位注射不宜过深，以防止刺伤内脏；脊柱两侧穴位注射时，针尖可斜向脊柱。

（6）年老体弱者，注射部位及药量宜少；孕妇的下腹部、腰骶部及能引起子宫收缩的穴位，不做穴位注射。

（7）注意预防晕针、弯针、折针，一经出现，处理同毫针。

（五）脐疗法

【适应证】

PM/DM 肌肉无力明显，或恢复期的患者。

【操作方法】

药物组成：黄芪、党参、桂枝、干姜、白术、法半夏、陈皮、丹参、当归各 100 克。

（1）温水清洁脐部（可提前让患者清洗好），取脐灸药粉填埋满神阙穴（药量根据患者肚脐的大小加减），放面碗至填满的神阙穴上，面饼内放艾炷，点燃。

（2）调节神灯距离艾炷 30cm 处，定时，裸露的两侧腹部用浴巾盖好保暖，其他部位注意保暖。

（3）每 15 分钟换 1 炷，待 1 炷燃尽时续接下一个艾炷，共灸 6 炷。

【疗法特点】

本疗法具有见效快，无不良反应，作用持久等特点。

【注意事项】

（1）注意室内温度的调节，关门窗和空调，打开排风，保持室内空气流通。

（2）取仰卧位，应充分暴露施灸部位，注意保暖及保护隐私。

（3）施灸共6炷，每炷时间15分钟，每次治疗1.5个小时以上，应及时更换艾炷。

（4）施灸过程中询问患者有无灼痛感，调整神灯的距离，防止艾灰脱落烧伤皮肤或衣物，及时将艾灰清理入弯盘。

（5）注意观察皮肤情况，对糖尿病、肢体感觉障碍的患者，需谨慎控制施灸强度，防止烧伤。

（6）施灸完毕，以敷贴将药粉封于脐部内，24小时后揭开，温水清洗脐孔，注意保暖。

（7）施灸后局部皮肤出现微红灼热，属于正常现象。如灸后出现小水疱，无需处理，可自行吸收。如水疱较大，需立即报告医师，遵医嘱配合处理，可用无菌注射器抽出疱液，并以无菌纱布覆盖。

第十章　硬皮病

一、概述

硬皮病是一种以影响皮肤和内脏为主的结缔组织病，其特点为血管和免疫功能紊乱引起纤维化，既会对患者的皮肤、关节肌肉造成侵犯，还会造成内脏器官的受累。主要的临床特点是以增厚硬化的皮肤病变为共同表现的异质性疾病，可见局限性或弥漫性皮肤增厚和（或）纤维化以及内脏器官结构功能异常，其中皮肤硬化可分为肿胀期、硬化期和萎缩期，病情严重者可累及患者的肺、肾、心脏等，如间质性肺病、肺动脉高压、肺动脉血栓、心功能不全、肾危象及胃肠道症状等。

中医学可将本病归属于"痹证""皮痹"范畴，病因为先天禀赋不足，脾肾亏虚，气血不足，感受风、寒、湿等外邪，或情志内伤，或劳欲损伤，或病久失治、误治，"痹者闭也，气血经络为邪所痹不得通行而痹也"，致经络痹阻，气滞血瘀，脏腑功能失调，酿生痰浊，痰瘀互结痹阻经络，导致皮肤、肌肉失荣，甚则损及脏腑而致多脏同病而形成本病。肾阳亏虚不能温煦四末，卫气根于下焦，肾气虚则卫阳不固，复感风寒湿邪，留于肌肤，血脉凝滞而发病。血瘀痰凝为本病的基本病机，病位在肺脾肾三脏，以脾肾为主，病机特点为本虚标实。本虚标实体现为2个方面：一则为外邪所致痰瘀之证，由于正气（肺脾亏虚）亏虚，外邪侵袭，阻于肌肤之间，甚则入里，以致营血不和，经络阻隔，痹塞不通而成；久则"血不利则为水"，痰饮形成；痰瘀互结，痹阻经络；为正虚基础上外邪所致痰瘀之证。二则为脏腑功能不及，肺失宣肃、脾失健运，肾之藏精、主水、纳气功能失调则形成痰瘀等病理产物，痰瘀互结痹阻经络而为本病；痰瘀病理产物为实，脏腑亏虚功能不及为虚。本虚为肺脾肾虚、脾肾亏虚为主，标实为痰凝瘀血痹阻经络。肺脾亏虚者当补脾益肺，肾气虚衰者当补肾固本，气血凝滞者当行气活血，痰凝经脉者当化痰散结，活血化痰法当贯穿治疗始终。

本病的常用的传统外治法有针灸、药浴、外敷等，但因本病为风湿疾病中的难治性疾病，西医无论是激素还是免疫抑制剂，在逆转纤维化进程中疗效均不是特别满意。辨证使用活血化瘀类中药或可收效，中医外治法在临床中可加以运用，但如病情进展较快者仍应向患者解释说明。皮肤已萎缩明显而皮肤菲薄或雷诺征明显者不应给予有创性操作或刺激性过强的中药外敷，以免引起皮肤溃破、指端坏疽等，造成患者病情加重。

二、治疗方法

（一）热敷疗法

【适应证】

硬皮病肿胀期、硬化期。

【操作方法】

（1）软皮化痰方：红花30克，透骨草25克，海藻、昆布各20克，白芥子、香白芷、浙贝母、炙鳖甲、炙穿山甲、独活、川椒、川芎、露蜂房、皂角刺各15克，冰片6克。上药共研细末，以白酒500ml，细食盐500克，混合搅拌均匀，装入细纱布袋中。用时蒸药袋45分钟，取出后用干毛巾垫上，敷于硬化皮肤处，以不烫坏皮肤为度。每次半小时，每日2次，1个药袋可用10天。（经验方）

（2）回阳玉龙膏：制草乌、煨姜各90克，炒赤芍、白芷、煨南星各30克，肉桂15克，上为细末。用回阳玉龙膏和在黄蜡内（黄蜡240克，加入上药90克），隔水炖温，敷贴患处。上药1剂，可连续使用2周。（《外科正宗》）

（3）红灵酒药方：生当归、肉桂各60克，红花、花椒、桑枝、干姜各30克，樟脑、细辛各15克，上药用50%酒精1000ml浸泡7天备用。每日搽2次，每次10分钟。（《痹证通论》）

（4）伸筋草洗方：伸筋草、蕲艾各30克，透骨草、刘寄奴、官桂、穿山甲各15克，苏木、草红花各9克。将上药碾碎，装纱布袋内，用桑枝架水锅上蒸后热敷，或煮水浸泡，隔日1次。活血通络，温经软坚。（《赵炳南临床经验集》）

（5）软皮酊：红花、川芎、艾叶、花椒、黄芪、马钱子、大黄、细辛、当归、透骨草、桂枝、樟脑等，用70%酒精浸泡30天，过滤备用。使用时，将软皮酊喷洒在纱布上，敷于病变处，外用宽频治疗仪照射。每个部位每次治疗10~15分钟，每天2次。（经验方）

【疗法特点】

热敷疗法可使药物在患处通过皮肤渗透达皮下组织，在局部产生药物浓度的相对优势，从而发挥较强的药理作用，具有活血化瘀、化痰散结等功效，可以达到一定的治疗疗效。

【注意事项】

急性炎症及破溃成疮者禁用。

（二）针刺疗法

【适应证】

硬皮病肿胀期、硬化期患者。萎缩期患者亦可酌情远处选穴而整体调节人体功能。

【操作方法】

根据益肾通阳、活血化瘀的原则，常取用以下穴位：命门、脾俞、气海、血海、肾俞、大椎、膈俞、肺俞、关元、足三里。也可针灸并施或灸罐并用。

（1）辨证取穴：寒湿痹阻、湿热痹阻取曲池、外关、大椎、风池等；气血亏虚选足三里、气海、膻中等；血瘀寒凝选血海、肝俞等；脾肾阳虚取关元、命门、气海等；痰阻血瘀选中脘、丰隆等。

（2）局部取穴：上肢取曲池、手三里、外关、合谷等；下肢取风市、足三里、阳陵泉、丰隆、三阴交等；头面取阳白、颧髎、地仓、颊车、迎香、承浆、百会、头维等；胸背取膻中、中府、心俞、肺俞、肝俞、大肠俞等。

（3）病变在前额者，主穴取上星、阳白、头维，配穴取印堂、太阳；病变在上肢者，主穴取大椎、扶突，配穴取血海、三阴交；腰背下肢合并病变者，主穴取腰阳关、环跳、秩边，配穴为三阴交、承山。用26号1~3寸毫针，使用烧山火手法，使局部产生温热感。每天1次，连续10次为1个疗程。

（4）电针配合刺络拔罐：予毫针围刺病变部位，得气后取穴行电针，然后在病变处刺络拔罐。

（5）温针灸配合刺络拔罐：取穴曲池、足三里、三阴交、血海、膈俞、膏肓、关元。对病变皮肤用围刺法，然后再隔姜片灸5~7壮，最后在病变处刺络拔罐。（图10-1~图10-19）

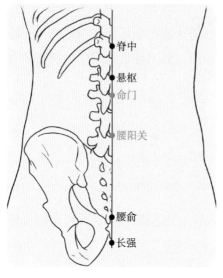

图 10-1 命门、腰阳关

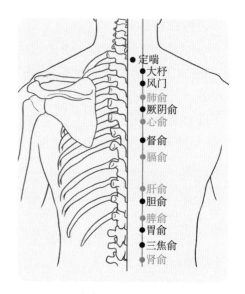

图 10-2 脾俞、肾俞、膈俞、肺俞、肝俞、心俞

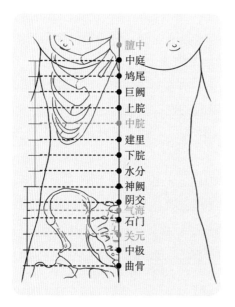

图 10-3 气海、关元、膻中、中脘

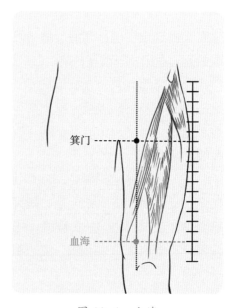

图 10-4 血海

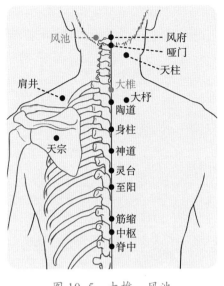

图 10-5 大椎、风池

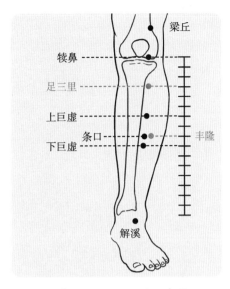

图 10-6 足三里、丰隆

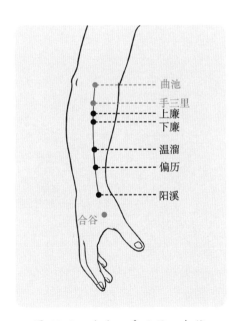

图 10-7 曲池、手三里、合谷

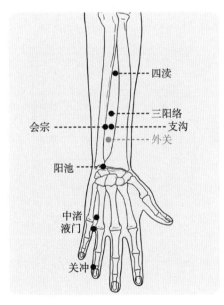

图 10-8 外关

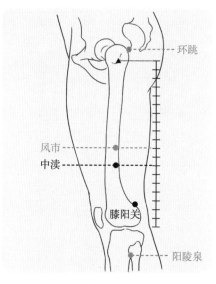

图 10-9　风市、阳陵泉、环跳

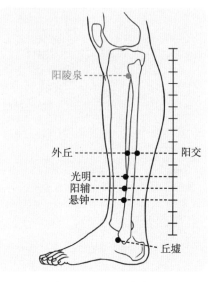

图 10-10　阳陵泉

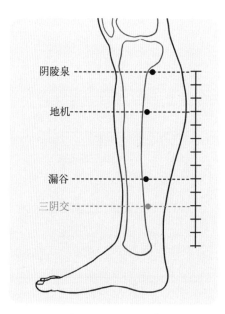

图 10-11　三阴交

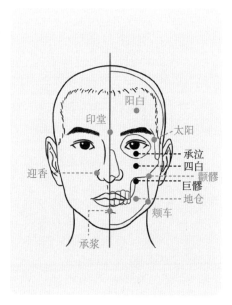

图 10-12　阳白、颧髎、地仓、颊
车、迎香、承浆、印堂、太阳

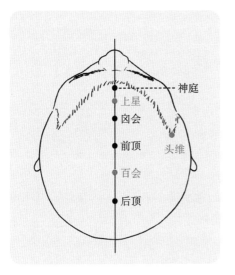

图 10-13 百会、头维、上星

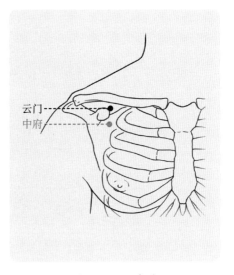

图 10-14 中府

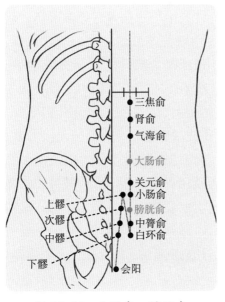

图 10-15 大肠俞、膀胱俞

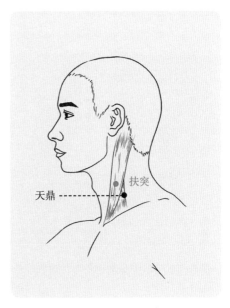

图 10-16 扶突

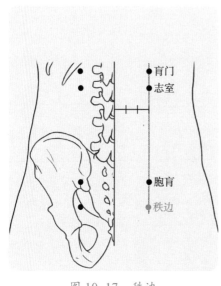

图 10-17　秩边

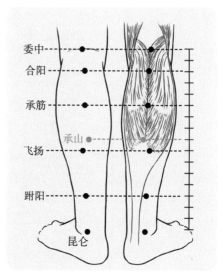

图 10-18　承山

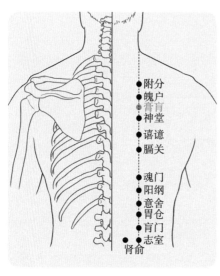

图 10-19　膏肓

【疗法特点】

针灸治疗本病具有疗效确切、双向良性调整多脏腑功能、增效减毒、可纠正药物过量等优点，特别是对病变皮肤能够针对病位直接治疗，能克服中药内服治疗体表病变起效慢的不足。

【注意事项】

局部皮肤萎缩明显、指端缺血严重者禁用局部针刺治疗；严格无菌操作；术前要详细交待操作过程，避免晕针、滞针等不良事件；有出血倾向者、妊娠患者禁用此法。

（三）熏洗疗法

【适应证】

硬皮病各期均可酌情使用。

【操作方法】

（1）外洗1号方：威灵仙60克，蜀羊泉40克，石菖蒲30克，艾叶、独活、羌活、千年健各20克，红花15克，食醋500克。加水2500~3000ml，煮沸，将药汁倾于盆或桶内，将患部置于上，外盖毛巾熏洗；待药液不烫手时，用毛巾蘸之擦洗患部。每天1~2次，每剂6~8次。

（2）外洗2号方：艾叶、桂枝、生黄芪各15克，三棱、莪术、红花、威灵仙、山豆根、刘寄奴、麻黄、浮萍各10克。水煎外洗，每日1~2次。

【疗法特点】

熏洗疗法可使药液中的有效成分借助热力直接作用于皮肤，药物作用直接，且不经过肝肾，药物不良反应小，同时还可保持皮肤湿润与清洁，避免局部感染。

【注意事项】

（1）注意水温和室温，治疗前用手腕内测试水温，以不烫手为宜；随时调节水温，防止烫伤和着凉。室温应控制在27℃左右。

（2）治疗时间应于进食后2小时进行，或睡前1小时为佳。

（3）注意观察患者面色、脉搏、呼吸、皮肤颜色和全身情况等，有异常或汗出过多、心慌应立即停止，及时报告医生并积极处理。

（4）局部溃破者禁用。

第十一章　白塞综合征

一、概述

白塞综合征又称贝赫切特病、口－眼－生殖器三联征等。是一种慢性全身性血管炎性疾病，主要表现为复发性口腔溃疡、生殖器溃疡、眼炎及皮肤损害，也可累及血管、神经系统、消化道、关节、肺、肾、附睾等器官，大部分患者预后良好，眼、中枢神经系统及大血管受累者预后不佳。本病在中亚、中东和地中海地区发病率较高，又被称为"丝绸之路病"。好发年龄为 16~40 岁，男性患者血管、神经系统及眼受累较女性多，且病情重。

白塞综合征临床症状类似于中医之"狐惑病"，其病名首见于《金匮要略·百合病狐惑阴阳毒病脉证并治第三》中，谓："狐惑之为病，状如伤寒，默默欲眠，目不得闭，卧起不安，蚀于喉为惑，蚀于阴为狐，不欲饮食，恶闻食臭，其面目乍赤、乍黑、乍白，蚀于上部则声喝，甘草泻心汤主之。"《金匮释义》曰："狐惑病者，亦是湿热蕴毒之病。"隋代巢元方《诸病源候论》明确指出："皆湿毒所为也，初得状如伤寒，或因伤寒变成斯病。"

中医学认为本病与先天不足、饮食不节、嗜食辛辣刺激之品、劳逸失调、外感湿热、情绪躁动等因素有关。基本病机是湿热、热毒、血瘀、体虚，热毒是其病机关键。或因外感湿热，或产后郁热，或情志不遂，或饮食不节，或嗜食辛辣刺激之品，加之个体体质因素等，致使脏腑功能紊乱，滋生湿热浊瘀，着于各肌窍或蕴结于关节而发为此病。病位在肝、脾、肾，重点在脾胃，脾胃是生湿之源。湿热贯穿本病的始终，根据三焦理论，其在上者可见眼部虹膜炎，口腔、食管溃疡，上肢关节疼痛，上焦皮肤红斑等临床表现，治以清热祛湿合以疏风清热之法；邪在中焦可见胃脘、腹部疼痛，舌苔厚腻等，治当疏立中焦，辛开苦降为主；湿热下注侵犯下焦脏腑腠理皮肤，可出现下焦的红斑、溃疡、关节疼痛等表现，治当清利下焦湿热为主。

二、治疗方法

（一）敷贴疗法

【适应证】

白塞综合征口、咽部、外阴溃疡者，溃疡初期，证属风热、湿热者。

【操作方法】

（1）青吹口散：由煅石膏、煅人中白各9克，青黛3克，薄荷0.9克，黄柏2.1克，川黄连1.5克，煅月石18克，冰片3克组成。共研为末外用。

（2）青黛散：由青黛、黄柏各50克，石膏、滑石各100克组成。共研细末，和匀，干掺于患处，具有清热解毒燥湿收敛之功。用于口、咽溃疡。

（3）冰硼散：由元明粉（风化）10克，朱砂1.2克，硼砂（炒）10克，冰片0.8克组成。共研细末，和匀备用，用吹药器喷入患处，每日2~3次，用于口、咽、外阴溃疡疼痛。

（4）月白珍珠散：由轻粉30克（先研极细），珍珠3克、青黛2克、冰片1克组成。共研为末外用。主治外阴溃疡、下疳等证。对汞过敏者禁用。

（5）月白散：由白铅粉30克、珍珠3克、青黛2克、冰片1克组成。共研为末。主治外阴溃疡、下疳等证。

【疗法特点】

中药吹敷属敷贴疗法的一类，专指用于口腔、外阴等病变范围较小、病位轻浅者。本法可直接作用于患处，起到局部消炎、止痛、敛疮、生肌之用。

【注意事项】

白塞综合征为全身系统性疾病，可累及多个脏器，重者危及生命，需联合西医治疗，溃疡深大、合并感染者慎用。注意监测炎性指标及系统性损害等，以免因中药外用得效而掩盖症状，延误病情。

（二）熏洗疗法

【适应证】

白塞综合征下阴溃疡，证属下焦湿热者。

【操作方法】

（1）苦参汤：苦参、菊花各 100 克，蛇床子 50 克，白芷、槐花、黄柏、地肤子各 15 克，石菖蒲 10 克。水煎去渣，临用时可加用猪胆汁 4~5 枚，一般洗 2~3 次即可，用于外阴溃疡疼痛。

（2）蛇床子 25 克，苦参、蒲公英各 30 克，黄柏 20 克，百部、白鲜皮各 15 克。每剂煎汤先熏后洗，每日 2 次。

外用溃疡膏：青黛、儿茶各 15 克，滑石 10 克，白及、冰片各 5 克，血竭 2.5 克，以上诸药共研极细末，用凡士林调成油膏备用。

先外用熏洗方，再用新洁尔灭稀释后冲洗溃疡面，将溃疡膏涂于外阴破溃处，每日 2 次。

（3）二黄洗剂：大黄、黄柏、黄芩、苦参各等份，共研细末。上药 10 克加入蒸馏水 100ml、医用苯酚 1ml，用时摇匀，以棉花蘸药汁涂患处。每日 4~5 次，具有清热消肿、收涩敛疮的功效。

【疗法特点】

该病表现为生殖器溃疡者，多给患者带来生活极大困扰。外用药物可直达病患处，对溃疡效果良好。该病外用治疗最主要体现在熏洗方中，也是中医治疗本病的最大特色之一。此外，中药外洗洗剂还对大肠埃希菌、金黄色葡萄球菌等细菌有很好的抑制作用，在治疗溃疡合并感染方面具有较为理想的临床效果。

【注意事项】

注意水温和室温，先熏后洗，外洗以不烫手为宜，随时调节水温，防止烫伤或着凉。室温应控制在 27℃ 左右。

第十二章　产后风湿症

一、概述

产后风湿症是指妇女在产后百日内，感受风、寒、湿等邪气，出现以肢体关节及肌肉疼痛、麻木、酸沉、怕凉、怕风为主要表现，理化检查正常，而不能按西医风湿性疾病标准明确诊断的一种风湿病。本病发病率较高，产褥期、产后、人工流产及引产后百日内均可出现本病表现，俗称"产后痹""月子病"。但西医无相关病名，多称为产后风湿症或产后风湿病。

中医认为本病发生的主要原因是正气亏虚，感受外邪，与肝、脾、肾诸脏相关。在产褥期、产后百日内、人工流产及引产后，机体虚弱，脏腑功能低下，气血不足，百节空疏，风寒湿乘虚而入，邪阻经络，出现关节及肌肉疼痛、沉重、麻木等症状。在本病的形成和发展过程中，感受外邪为主要病因，正气亏虚为病理基础。正虚感邪，邪阻经络，瘀血痹阻，气血不通，肢体失养为病机特点。中医治疗上强调补益气血、调和营卫。先扶正，后祛邪。稍参宣络之药，则气血充和，外邪自散。切不可妄投祛风除湿、化瘀通络之药。

由于西医学对本病认识不足，诊断分类不清，因此治疗用药不能具有肯定性、针对性，常常疗效不佳，或放弃治疗。中医治疗本病具有自身优势和特点，为西医所不及，中医药治疗本病的研究有更大的空间。

二、治疗方法

（一）针刺疗法

【适应证】

适用于产后风湿身体关节疼痛不适，及内脏功能紊乱，如心慌、便秘、消化不良等。

【操作方法】

辨证取穴：风邪偏胜取风池、阳池、外关、风市、阳陵泉；寒邪偏胜取命门、关元、阴陵泉、环跳、足三里、肩髃、外关、肾俞、阳陵泉；湿邪偏胜取中脘、天枢、气海、解溪、悬钟、风市、足三里、合谷；湿热痹阻取大椎、中脘、合谷、大横、阴陵泉、行间；气血两虚取中脘、关元、足三里、合谷、脾俞、三阴交、内关、百会、心俞；脾肾阳虚取中脘、关元、合谷、足三里、大椎、命门、脾俞、肾俞、太溪、百会；肝肾阴虚取中极、血海、内关、太溪、复溜、心俞、肝俞、脾俞、三阴交；血瘀取膈俞、血海、气海、阿是穴；兼有外邪可的加风池、曲池、外关、风市、阴陵泉、环跳、腰阳关等穴；手法：采用平补平泻法，得气后留针 30 分钟。每日 1 次，10 次为 1 个疗程。（图 12-1~ 图 12-18）

【疗法特点】

本疗法具有调气血、通经脉、止疼痛、疏风散寒等功效。

【注意事项】

（1）患者在过于饥饿、疲劳、精神过度紧张时，不宜立即进行针刺。初次受针者，取穴要少、手法宜轻，并尽量采用卧位。

（2）有自发性出血或损伤后出血不止的患者，不宜针刺。

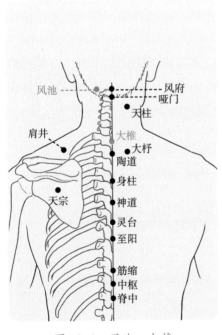

图 12-1　风池、大椎

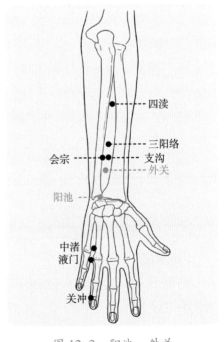

图 12-2　阳池、外关

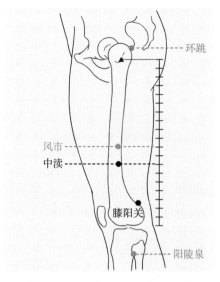

图 12-3　风市、阳陵泉、环跳

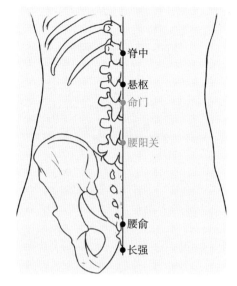

图 12-4　命门、腰阳关

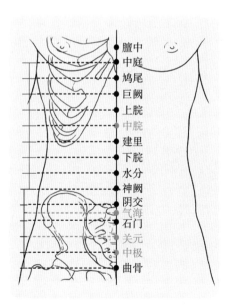

图 12-5　关元、中脘、气海、中极

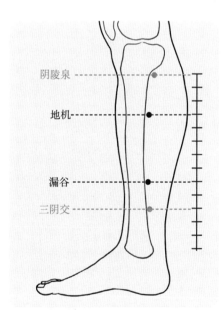

图 12-6　阴陵泉、三阴交

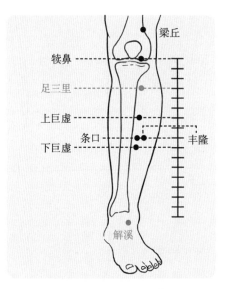

图 12-7 足三里、解溪

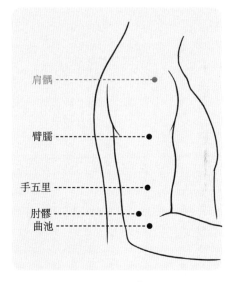

图 12-8 肩髃

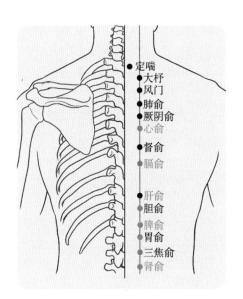

图 12-9 肾俞、脾俞、心俞、肝俞、
膈俞

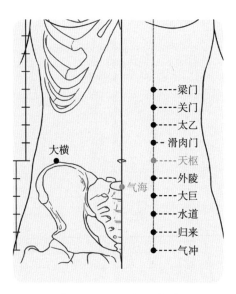

图 12-10 天枢、气海

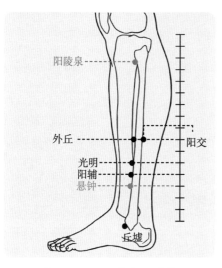

图 12-11　阳陵泉、悬钟

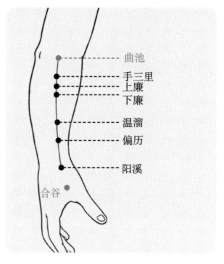

图 12-12　合谷、曲池

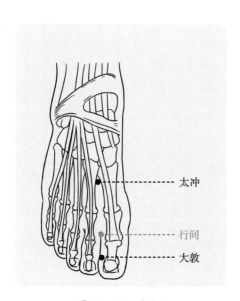

图 12-13　行间

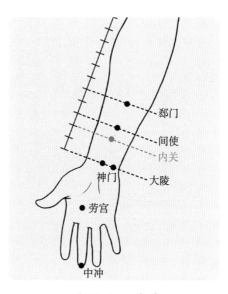

图 12-14　内关

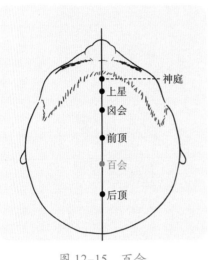

图 12-15　百会

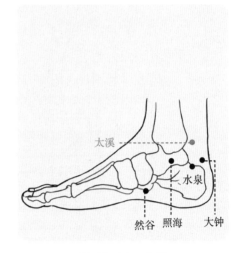

图 12-16　太溪

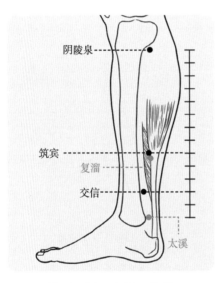

图 12-17　太溪、复溜

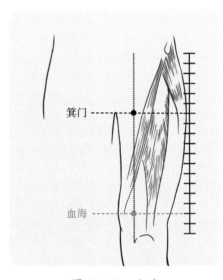

图 12-18　血海

（3）皮肤有感染、溃疡、瘢痕或肿瘤的部位，不宜针刺。

（4）防止刺伤重要脏器。对胸、胁、腰、背、腑所居之处的腧穴，不宜直刺、深刺，以免伤及内脏；项部的风府、哑门及脊椎部的穴位，刺时要掌握一定的角度、深度，不宜大幅度提插、捻转和长时间留针。

（5）在针刺操作过程中，一旦发生晕针，应及时救治（方法同前）。

（6）临床较常见的异常情况还有滞针：在行针时或留针后，医者可感觉针下涩滞，捻转提插、出针均感困难，若勉强捻转、提插时患者则有剧痛感，对此，可在滞针腧穴附近进行循按或再刺一针，即可消除滞针。

（二）熏洗疗法

【适应证】

适用于产后受邪出现的身体关节疼痛、麻木不仁等情况。

【操作方法】

选取鸡血藤、党参各 30 克，柴胡、桂枝、白芍、清半夏、当归、川芎各 20 克，干姜、黄芩、防风、荆芥各 15 克，甘草 10 克，水煎备用。

准备好脸盆或浴盆、横木架或坐浴椅、毛巾。将煎好的药汤乘热倾入盆内，在盆上放置横木架，对患者不适部位进行熏疗；或用坐浴椅，把盆放在椅子下熏疗。待药汤不烫手时，把感觉不适的部位浸入盆中泡洗。或全身浸入浴盆中。熏洗过程中随时观察患者病情及局部皮肤变化情况，询问患者感受并及时调整药液温度。熏洗完毕后，用干毛巾擦干，观察并清洁患者皮肤，注意避风。协助患者整理着衣，取舒适体位。一般每天熏洗 1~3 次，每次 20~30 分钟。其疗程视疾病而定，以病瘥为准。

【疗法特点】

本疗法借助药力和热力，通过皮肤、黏膜作用于机体，促使腠理疏通、脉络调和、气血流畅，从而达到预防和治疗疾病的目的。现代医学实验证实，熏洗时湿润的热气能加速皮肤对药物的吸收，同时皮肤温度的升高，可导致皮肤微小血管扩张，促进血液和淋巴液的循环。

【注意事项】

（1）熏洗药不可内服。

（2）炎夏季节熏洗药液不可过夜，以防变质。

（3）熏洗前，要做好一切准备，以保证治疗顺利进行。

（4）在治疗期间注意适当休息，切忌过劳。

（5）熏洗后即用干软毛巾擦拭患部，并注意避风。

（6）药液温度要适当，既不要太高，以免烫伤，又不要太低，以免影响疗效。一旦烫伤，即暂停治疗，并用甲紫等药物外涂伤面，防止感染。

（7）煎药所加清水当视具体情况而定，不可太多、太少。太多则浓度太低，太少则热量不够，均会影响疗效。

（8）熏洗疗法可酌情与其他疗法配合使用，以增加疗效。

（三）热敷疗法

【适应证】

产后风湿导致的身体关节及腰背部不适。

【操作方法】

老鹳草 20 克，伸筋草、透骨草各 30 克，食盐适量。上药共捣烂，加食盐炒热。熨敷于足心涌泉穴，以及八髎穴和阿是穴，每日 1 次。

【疗法特点】

中药热敷疗法有温热肌肤、行气活血、舒筋通络、解表散寒、祛瘀止痛、调和脏腑等功效。

【注意事项】

（1）进行热敷时，应根据患者的不同病情、不同病变部位来确定患者所采取的体位，务求患者感到舒适。

（2）在热敷前，尤其是直接热敷前，医者应先以自己的手试热度是否适宜。如果温度过高，要待温度适中后再热敷；或将热敷的包袋外面加厚包布，以避免烫伤皮肤。既要使患者对热敷的热度能够忍受，并感到舒适，又要能使热敷达到治病的目的。

（3）用以外包的布袋，要事先检查好，使用时要将口扎紧，防止在热敷时布包散开，或漏出包内东西而烫伤患者。

（4）患者在热敷过程中，如感不适，或局部有不良反应，应立即停止热敷，改用其他疗法治疗；并要防止在热敷中温度过高，患者出汗过多而引起虚脱。

（四）中药离子导入疗法

【适应证】

产后风湿的各种身体关节疼痛不适等症状。证属气滞血瘀或寒凝血瘀者。

【操作方法】

根据辨证选方，常用方列举如下。

气滞血瘀证：马鞭草、西河柳各 20 克，赤芍、当归、苏木各 10 克，海桐皮、透骨草、鸡血藤各 15 克，乳香、没药各 6 克。水煎取液，备用。

寒凝血瘀证：川乌、草乌各 15 克，威灵仙、羌活、白芷、川断各 20 克，当归、川芎、乳香、没药各 10 克。水煎取液，备用。

协助患者取舒适体位，暴露治疗部位。打开电源开关，将 2 块棉衬套（垫片）浸入 38~42℃的中药液后取出，拧至不滴水为宜；将电极板放入衬套内，平置于治疗部位，2 个电极板相距 2~4cm，外用隔水布覆盖，绷带或松紧搭扣固定，必要时使用沙袋；启动输出，调节电流强度，至患者耐受为宜。具体操作参照仪器说明书进行。

治疗中询问患者感受，调节电流强度。如患者主诉疼痛，立即停止治疗。治疗结束，取下电极板，擦干局部皮肤，观察皮肤情况。操作完毕，协助患者着衣，安排舒适体位，整理床位。以 7 天为 1 个疗程，治疗约 2~3 个疗程。

【疗法特点】

本法通过用离子机脉冲电位对穴位进行刺激，以通络而镇痛；中药经离子导入，增强了透皮吸收，可直达病变部位。

【注意事项】

（1）治疗过程中要随时调整治疗强度，防止因温度过高引起烧烫伤。

（2）刺激大，肌肉起抑制作用，药不易进入；刺激小，肌肉起兴奋作用，药易进入，故并非刺激越大越好。

（3）如治疗后皮肤粗糙、痛痒，可用甘油和水各等份的溶液涂擦；如皮肤反应强烈可给以丙酮化氟新龙、复方醋酸地塞米松乳膏等药物治疗，必要时停止治疗。

（4）对直流电不能耐受者，湿疹、恶性肿瘤、出血倾向的疾病、心力衰竭、感觉障碍者，有人工关节、心脏起搏器、骨折钢板、钢钉等禁用此法。

（五）推拿疗法

【适应证】

产后风湿导致的各种肢体关节疼痛，及内脏功能紊乱导致的心慌、便秘、腹胀、腹泻等病症。

【操作方法】

（1）一般产后体质较弱，采取循经推拿为宜，且手法不宜过重，以防对产后骨质疏松者引起不良反应。在循经推拿中，以太阳膀胱经为主，依经脉自上而下的循行方向及病发部位推、揉、搓、按。在疼痛明显的部位，手法可稍重，用力要均匀，让指力、掌力达到患部一定深度，才有治疗作用。在四肢、脾胃经、三焦经、大肠经、肺经及肩背处，用力皆可稍重，但在胸背一定要力量适度，以防用力过重时伤及内脏。

（2）推拿治疗以舒经通络、温阳逐湿、活血化瘀、健脾助运为治疗原则。取期门、日月、天门、天突、膻中、肩俞、大陵、中府、百会、率谷、风池、肩井、尺泽、曲池、内关、合谷、足三里、三阴交等穴，以指弹、推揉、点按、分推、叩拍、旋转斜扳等多种手法，做较广泛的大面积推拿，以求疏通病变部位之经络，改善气血运行，达到治疗目的。

（3）以补法点按百会、肩井、天宗、肝俞、脾俞、胃俞、大肠俞、关元、环跳、血海、委中、足三里、阳陵泉、承山、三阴交、缺盆、手三里、内关、合谷等穴，补肝肾、健脾胃、疏通经络，使全身气血通畅；再以拿、弹、推等手法于躯体、上下肢施术治疗。

【疗法特点】

本疗法通过刺激患者体表的一定部位或运动患者的肢体，调节患者的经络、筋脉、气血、脏腑，操作过程无痛，患者易于接受。

【注意事项】

（1）操作过程应轻柔和缓，避免暴力操作。

（2）掌握好治疗强度及力度，避免患者不耐受或疼痛加重。

（3）患者处于饥饿、疲乏或过度紧张时应避免操作。

（4）患者存在严重高血压、冠心病等内脏疾病，或处于疾病活动期时应慎重选择。

（5）患者存在出血倾向或服用抗凝药物时应慎重操作，避免造成皮下出血。

（六）督灸疗法

【适应证】

适用于产后恶风、怕冷，体质差、易感冒及关节疼痛不适。辨证属阳虚者。

【操作方法】

（1）操作前准备

①督灸粉：主要由附子、肉桂、黄芪、独活、防风、川芎、三棱、莪术、冰片等组成，每次取用3~5克。

②姜泥：选取新鲜生姜1250克，洗净后晾干并切成小丁，用粉碎机打碎后用纱布包裹挤去适量姜汁，制成干湿适宜的姜泥。

③艾炷：将艾绒搓成形如橄榄状的艾炷备用。

④桑皮纸：将桑皮纸剪成长约80cm、宽约10cm的长条状备用。

（2）选取施灸部位

脊柱段大椎穴至腰俞穴。

（3）施灸步骤

①选取体位：患者充分裸露出后背，穿上治疗衣，俯卧于治疗床上并调整至舒适体位。

②取穴：施术者沿施灸部位从上到下沿棘突处在皮肤上按压"十"字以做标记。

③消毒：医者用75%的酒精棉球将施灸部位消毒3遍。

④涂抹姜汁：用姜汁涂擦施灸部位一遍。

⑤撒督灸粉：将督灸粉沿"十"字痕迹撒在督脉大椎穴至腰俞穴上，使之成均匀的线条状。

⑥覆盖桑皮纸：将备用桑皮纸的中央覆盖于药粉之上。

⑦铺姜泥：将姜泥牢固地铺在施灸部位的桑皮之上，并垒成下宽上窄成梯形。

⑧放置艾炷：在垒好的姜泥中间用手压出一条小凹槽，放置上艾炷，使之成叠瓦状。

⑨点燃艾炷：点燃上、中、下三点，任其自燃自灭。

⑩换艾炷：待1壮燃烧完全后再放置第2壮，连续灸3壮。

⑪清理：3壮燃烧完全后，清理背部的姜泥、艾灰及督灸粉。

一般7天为1个疗程，治疗2~3个疗程。

【疗法特点】

督灸的治病作用是多方面的，也是镇痛药物所不及的。它涵括了经络、腧穴、药物、艾灸、发疱等多种因素的综合优势，充分发挥了经络、腧穴、艾灸、药物及发疱的综合治疗作用，具有益肾通督、温阳散寒、壮骨透肌、破瘀散结、通痹止痛的功效。通过在督脉的脊柱段上施以"隔药灸"，具有治疗时间长、作用持久、疗效可靠、安全无不良反应的特点。

【注意事项】

（1）治疗过程中出现晕灸时，立即停止治疗，并快速起姜，将患者扶起平卧，头部放低，松解衣带，轻者给予适量糖水；若仍不能缓解者，立即采取西医急救措施。

（2）体质过敏者，督灸后后背皮肤起小水疱时，若水疱较小（直径小于1cm），则待其自然吸收，但每日需涂擦75%酒精以防止感染；若水疱较大，则需用一次性针灸针挑破放出疱液，并涂擦碘伏以防止感染。

附录　穴位定位索引

（按汉语拼音顺序排列）

	穴位名称	所属经脉	定位
A	安眠	经外奇穴	在项部，在翳风穴与风池穴连线之中点处
B	八风	经外奇穴	在足背，第1~5趾间，趾蹼缘后方赤白肉际处，左右共8穴
	八邪	经外奇穴	在手背，第1~5指间，指蹼缘后方赤白肉际处，左右共8穴
	白环俞	足太阳膀胱经	在骶区，横平第4骶后孔，骶正中嵴旁1.5寸
	百虫窝	经外奇穴	在股前区，髌底内侧端上3寸
	百会	督脉	在头部，前发际正中直上5寸
	胞肓	足太阳膀胱经	在骶区，横平第2骶后孔，骶正中嵴旁开3寸
	本神	足少阳胆经	在头部，前发际上0.5寸，头正中线旁开3寸
	髀关	足阳明胃经	在股前区，股直肌近端、缝匠肌与阔筋膜张肌3条肌肉之间凹陷中
	臂臑	手阳明大肠经	在臂部，曲池与肩髃连线上，约曲池上7寸，三角肌前缘处
	秉风	手太阳小肠经	在肩胛区，肩胛冈中点上方冈上窝中
	不容	足阳明胃经	在上腹部，脐中上6寸，前正中线旁开2寸
	步廊	足少阴肾经	在胸部，第5肋间隙，前正中线旁开2寸
C	长强	督脉	在会阴区，尾骨下方，尾骨端与肛门连线的中点处
	承扶	足太阳膀胱经	在股后区，臀沟的中点
	承光	足太阳膀胱经	在头部，前发际正中直上2.5寸，旁开1.5寸
	承浆	任脉	在面部，颏唇沟的正中凹陷处
	承筋	足太阳膀胱经	在小腿后区，腘横纹下5寸，腓肠肌两肌腹之间
	承灵	足少阳胆经	在头部，前发际上4寸，瞳孔直上
	承满	足阳明胃经	在上腹部，脐中上5寸，前正中线旁开2寸
	承泣	足阳明胃经	在面部，眼球与眶下缘之间，瞳孔直下
	承山	足太阳膀胱经	在小腿后区，腓肠肌两肌腹与肌腱交角处
	尺泽	手太阴肺经	在肘区，肘横纹上，肱二头肌腱桡侧缘凹陷中

	穴位名称	所属经脉	定位
C	瘈脉	手少阳三焦经	在头部，乳突中央，角孙至翳风沿耳轮弧形连线的上 2/3 下 1/3 交点处
	冲门	足太阴脾经	在腹股沟区，腹股沟斜纹中，髂外动脉搏动处的外侧
	冲阳	足阳明胃经	在足背，第 2 跖骨基底部与中间楔状骨关节处，可触及足背动脉
	次髎	足太阳膀胱经	在骶区，正对第 2 骶后孔中
	攒竹	足太阳膀胱经	在面部，眉头凹陷中，额切迹处
D	大包	足太阴脾经	在胸外侧区，第 6 肋间隙，在腋中线上
	大肠俞	足太阳膀胱经	在脊柱区，第 4 腰椎棘突下，后正中线旁开 1.5 寸
	大都	足太阴脾经	在足趾，第 1 跖趾关节远端赤白肉际凹陷中
	大敦	足厥阴肝经	在足趾，大趾末节外侧，趾甲根角侧后方 0.1 寸（指寸）
	大骨空	经外奇穴	在手指，拇指背面，近侧指间关节的中点处
	大赫	足少阴肾经	在下腹部，脐中下 4 寸，前正中线旁开 0.5 寸
	大横	足太阴脾经	在腹部，脐中旁开 4 寸
	大巨	足阳明胃经	在下腹部，脐中下 2 寸，前正中线旁开 2 寸
	大陵	手厥阴心包经	在腕前区，腕掌侧远端横纹中，掌长肌腱与桡侧腕屈肌腱之间
	大迎	足阳明胃经	在面部，下颌角前方，咬肌附着部的前缘凹陷中，面动脉搏动处
	大钟	足少阴肾经	在跟区，内踝后下方，跟骨上缘，跟腱附着部内侧前缘凹陷中
	大杼	足太阳膀胱经	在脊柱区，第 1 胸椎棘突下，后正中线旁开 1.5 寸
	大椎	督脉	在脊柱区，第 7 颈椎棘突下凹陷中，后正中线上
	带脉	足少阳胆经	在侧腹部，第 11 肋骨游离端垂线与脐水平线的交点上
	胆囊	经外奇穴	在小腿外侧，腓骨小头直下 2 寸
	胆俞	足太阳膀胱经	在脊柱区，第 10 胸椎棘突下，后正中线旁开 1.5 寸
	膻中	任脉	在胸部，横平第 4 肋间隙，前正中线上
	当阳	经外奇穴	在头部，瞳孔直上，前发际上 1 寸
	地仓	足阳明胃经	在面部，口角旁开 0.4 寸（指寸）
	地机	足太阴脾经	在小腿内侧，阴陵泉下 3 寸，胫骨内侧缘后际
	地五会	足少阳胆经	在足背，第 4、5 跖骨间，第 4 跖趾关节近端凹陷中

	穴位名称	所属经脉	定位
D	定喘	经外奇穴	在脊柱区，横平第 7 颈椎棘突下，后正中线旁开 0.5 寸
	督俞	足太阳膀胱经	在脊柱区，第 6 胸椎棘突下，后正中线旁开 1.5 寸
	独阴	经外奇穴	在足底，第 2 趾的跖侧远端趾间关节的中点
	犊鼻	足阳明胃经	在膝前区，髌韧带外侧凹陷中
	兑端	督脉	在面部，上唇结节的中点
E	耳和髎	手少阳三焦经	在头部，鬓发后缘，耳郭根的前方，颞浅动脉的后缘
	耳尖	经外奇穴	在耳区，在外耳轮的最高点
	耳门	手少阳三焦经	在耳区，耳屏上切迹与下颌骨髁突之间的凹陷中
	二白	经外奇穴	在前臂前区，腕掌侧远端横纹上 4 寸，桡侧腕屈肌腱的两侧，一肢 2 穴
	二间	手阳明大肠经	在手指，第 2 掌指关节桡侧远端赤白肉际处
F	飞扬	足太阳膀胱经	在小腿后区，昆仑直上 7 寸，腓肠肌外下缘与跟腱移行处
	肺俞	足太阳膀胱经	在脊柱区，第 3 胸椎棘突下，后正中线旁开 1.5 寸
	丰隆	足阳明胃经	在小腿外侧，外踝尖上 8 寸，胫骨前肌的外缘
	风池	足少阳胆经	在颈后区，枕骨之下，胸锁乳突肌上端与斜方肌上端之间的凹陷中
	风府	督脉	在颈后区，枕外隆凸直下，两侧斜方肌之间凹陷中
	风门	足太阳膀胱经	在脊柱区，第 2 胸椎棘突下，后正中线旁开 1.5 寸
	风市	足少阳胆经	在股部，腘横纹上 9 寸，髂胫束后缘
	跗阳	足太阳膀胱经	在小腿后区，昆仑直上 3 寸，腓骨与跟腱之间
	伏兔	足阳明胃经	在股前区，髌底上 6 寸，髂前上棘与髌底外侧端的连线上
	扶突	手阳明大肠经	在颈前部，横平甲状软骨上缘（约相当于喉结处），胸锁乳突肌的前、后缘中间
	浮白	足少阳胆经	在头部，耳后乳突的后上方，从天冲与完骨的弧形连线（其弧度与耳郭弧度相应）的上 1/3 与下 2/3 交点处
	浮郄	足太阳膀胱经	在膝后区，腘横纹上 1 寸，股二头肌腱的内侧缘
	府舍	足太阴脾经	在下腹部，脐中下 4.3 寸，前正中线旁开 4 寸
	附分	足太阳膀胱经	在脊柱区，第 2 胸椎棘突下，后正中线旁开 3 寸
	复溜	足少阴肾经	在小腿内侧，内踝尖上 2 寸，跟腱的前缘

	穴位名称	所属经脉	定位
F	腹哀	足太阴脾经	在上腹部，脐中上 3 寸，前正中线旁开 4 寸
	腹结	足太阴脾经	在下腹部，脐中下 1.3 寸，前正中线旁开 4 寸
	腹通谷	足少阴肾经	在上腹部，脐中上 5 寸，前正中线旁开 0.5 寸
G	肝俞	足太阳膀胱经	在脊柱区，第 9 胸椎棘突下，后正中线旁开 1.5 寸
	膏肓	足太阳膀胱经	在脊柱区，第 4 胸椎棘突下，后正中线旁开 3 寸
	膈关	足太阳膀胱经	在脊柱区，第 7 胸椎棘突下，后正中线旁开 3 寸
	膈俞	足太阳膀胱经	在脊柱区，第 7 胸椎棘突下，后正中线旁开 1.5 寸
	公孙	足太阴脾经	在跖区，第 1 跖骨底的前下缘赤白肉际处
	关冲	手少阳三焦经	在手指，第 4 指末节尺侧，指甲根角侧上方 0.1 寸（指寸）
	关门	足阳明胃经	在上腹部，脐中上 3 寸，前正中线旁开 2 寸
	关元	任脉	在下腹部，脐中下 3 寸，前正中线上
	关元俞	足太阳膀胱经	在脊柱区，第 5 腰椎棘突下，后正中线旁开 1.5 寸
	光明	足少阳胆经	在小腿外侧，外踝尖上 5 寸，腓骨前缘
	归来	足阳明胃经	在下腹部，脐中下 4 寸，前下中线旁开 2 寸
H	海泉	经外奇穴	在口腔内，当舌下系带中点处
	颔厌	足少阳胆经	在头部，从头维至曲鬓的弧形连线（其弧度与鬓发弧度相应）的上 1/4 与下 3/4 的交点处
	行间	足厥阴肝经	在足背，第 1、2 趾间，趾蹼缘后方赤白肉际处
	合谷	手阳明大肠经	在手背，第 2 掌骨桡侧的中点处
	合阳	足太阳膀胱经	在小腿后区，腘横纹下 2 寸，腓肠肌内、外侧头之间
	鹤顶	经外奇穴	在膝前区，髌底中点的上方凹陷中
	横骨	足少阴肾经	在下腹部，脐中下 5 寸，前正中线旁开 0.5 寸
	后顶	督脉	在头部，后发际正中直上 5.5 寸
	后溪	手太阳小肠经	在手内侧，第 5 掌指关节尺侧近端赤白肉际凹陷中
	华盖	任脉	在胸部，横平第 1 肋间隙，前正中线上
	滑肉门	足阳明胃经	在上腹部，脐中上 1 寸，前正中线旁开 2 寸
	环跳	足少阳胆经	在臀区，股骨大转子最凸点与骶管裂孔连线上的外 1/3 与 2/3 交点处
	肓门	足太阳膀胱经	在腰区，第 1 腰椎棘突下，后正中线旁开 3 寸
	肓俞	足少阴肾经	在腹中部，脐中旁开 0.5 寸

	穴位名称	所属经脉	定位
H	会阳	足太阳膀胱经	在骶区，尾骨端旁开 0.5 寸
	会阴	任脉	在会阴区。男性在阴囊根部与肛门连线的中点，女性在大阴唇后联合与肛门连线的中点
	会宗	手少阳三焦经	在前臂后区，腕背侧远端横纹上 3 寸，尺骨的桡侧缘
	魂门	足太阳膀胱经	在脊柱区，第 9 胸椎棘突下，后正中线旁开 3 寸
J	箕门	足太阴脾经	在股前区，髌底内侧端与冲门的连线上 1/3 与 2/3 交点，长收肌和缝匠肌交角的动脉搏动处
	极泉	手少阴心经	在腋区，腋窝中央，腋动脉搏动处
	急脉	足厥阴肝经	在腹股沟区，横平耻骨联合上缘，前正中线旁开 2.5 寸处
	脊中	督脉	在脊柱区，第 11 胸椎棘突下凹陷中，后正中线上
	夹承浆	经外奇穴	在面部，承浆穴左右各旁开 1 寸
	夹脊	经外奇穴	在脊柱区，第 1 胸椎至第 5 腰椎棘突下两侧，后正中线旁开 0.5 寸
	颊车	足阳明胃经	在面部，下颌角前上方一横指（中指）
	间使	手厥阴心包经	在前臂前区，腕掌侧远端横纹上 3 寸，掌长肌腱与桡侧腕屈肌腱之间
	肩井	足少阳胆经	在肩胛区，第 7 颈椎棘突与肩峰最外侧点连线的中点
	肩髎	手少阳三焦经	在三角肌区，肩峰角与肱骨大结节两骨间凹陷中
	肩外俞	手太阳小肠经	在脊柱区，第 1 胸椎棘突下，后正中线旁开 3 寸
	肩髃	手阳明大肠经	在肩峰前下方，肩峰与肱骨大结节之间凹陷处
	肩贞	手太阳小肠经	在肩胛区，肩关节后下方，腋后纹头直上 1 寸
	肩中俞	手太阳小肠经	在脊柱区，第 7 颈椎棘突下，后正中线旁开 2 寸
	建里	任脉	在上腹部，脐中上 3 寸，前正中线
	交信	足少阴肾经	在小腿内侧，内踝尖上 2 寸，胫骨内侧缘后际凹陷中
	角孙	手少阳三焦经	在头部，耳尖正对发际处
	解溪	足阳明胃经	在踝区，踝关节前面中央凹陷中，拇长伸肌腱与趾长伸肌腱之间
	金津	经外奇穴	在口腔内，舌下系带左侧的静脉上
	金门	足太阳膀胱经	在足背，外踝前缘直下，第 5 跖骨粗隆后方，骰骨下缘凹陷中

	穴位名称	所属经脉	定位
J	筋缩	督脉	在脊柱区，第9胸椎棘突下凹陷中，后正中线上
	京骨	足太阳膀胱经	在跖区，第5跖骨粗隆前下方，赤白肉际处
	京门	足少阳胆经	在上腹部，第12肋骨游离端下际
	经渠	手太阴肺经	在前臂前区，腕掌侧远端横纹上1寸，桡骨茎突与桡动脉之间
	睛明	足太阳膀胱经	在面部，目内眦内上方眶内侧壁凹陷中
	颈百劳	经外奇穴	在颈部，第7颈椎棘突直上2寸，后正中线旁开1寸
	颈臂	经外奇穴	在锁骨上窝中央至锁骨内侧端之中点
	鸠尾	任脉	在上腹部，剑突下1寸，前正中线上
	居髎	足少阳胆经	在臀区，髂前上棘与股骨大转子最凸点连线的中点处
	巨骨	手阳明大肠经	在肩胛区，锁骨肩峰端与肩胛冈之间凹陷中
	巨髎	足阳明胃经	在面部，横平鼻翼下缘，瞳孔直下
	巨阙	任脉	在上腹部，脐中上6寸，前正中线上
	聚泉	经外奇穴	在口腔内，舌背正中缝的中点处
	厥阴俞	足太阳膀胱经	在脊柱区，第4胸椎棘突下，后正中线旁开1.5寸
K	孔最	手太阴肺经	在前臂前区，腕掌侧远端横纹上7寸，尺泽与太渊连线上
	口禾髎	手阳明大肠经	在面部，横平人中沟上1/3与下2/3交点，鼻孔外缘直下
	库房	足阳明胃经	在胸部，第1肋间隙，前正中线旁开4寸
	髋骨	经外奇穴	在大腿前面下部，当梁丘两旁各1.5寸，一肢2穴
	昆仑	足太阳膀胱经	在踝区，外踝尖与跟腱之间的凹陷中
L	阑尾	经外奇穴	在小腿外侧，髌韧带外侧凹陷下5寸，胫骨前嵴外1横指（中指）
	劳宫	手厥阴心包经	在掌区，横平第3掌指关节近端，第2、3掌骨之间偏于第3掌骨
	蠡沟	足厥阴肝经	在小腿内侧，内踝尖上5寸，胫骨内侧面的中央
	里内庭	经外奇穴	在足底第2、3趾间，与内庭穴相对处
	历兑	足阳明胃经	在足趾，第2趾末节外侧，趾甲根角侧后方0.1寸（指寸）
	廉泉	任脉	在颈前区，甲状软骨上缘（约相当于喉结处）上方，舌骨上缘凹陷中，前正中线上

	穴位名称	所属经脉	定位
L	梁门	足阳明胃经	在上腹部，脐中上 4 寸，前正中线旁开 2 寸
	梁丘	足阳明胃经	在股前区，髌底上 2 寸，股外侧肌与股直肌肌腱之间
	列缺	手太阴肺经	在前臂，腕掌侧远端横纹上 1.5 寸，拇短伸肌腱与拇长展肌腱之间，拇长展肌腱沟的凹陷
	灵道	手少阴心经	在前臂前区，腕掌侧远端横纹上 1.5 寸，尺侧腕屈肌腱的桡侧缘
	灵台	督脉	在脊柱区，第 6 胸椎棘突下凹陷中，后正中线上
	灵墟	足少阴肾经	在胸部，第 3 肋间隙，前正中线旁开 2 寸
	漏谷	足太阴脾经	在小腿内侧，内踝尖上 6 寸，胫骨内侧缘后际
	颅息	手少阳三焦经	在头部，角孙至翳风沿耳轮弧形连线的上 1/3 下 2/3 交点处
	络却	足太阳膀胱经	在头部，前发际正中直上 5.5 寸，旁开 1.5 寸
M	眉冲	足太阳膀胱经	在头部，额切际直上入发际 0.5 寸
	命门	督脉	在脊柱区，第 2 腰椎棘突下凹陷中，后正中线上
	目窗	足少阳胆经	在头部，前发际上 1.5 寸，瞳孔直上
N	脑户	督脉	在头部，枕外隆凸的上缘凹陷中
	脑空	足少阳胆经	枕外隆凸的上缘外侧，风池直上，约头正中线旁开 2.25 寸，平脑户穴
	臑会	手少阳三焦经	在臂后区，肘尖与肩峰角连线上，约肩峰角下 3 寸，三角肌的后下缘
	臑腧	手太阳小肠经	在肩胛区，腋后纹头直上，肩胛冈下缘凹陷中
	内关	手厥阴心包经	在前臂前区，腕掌侧远端横纹上 2 寸，掌长肌腱与桡侧腕屈肌腱之间
	内踝尖	经外奇穴	在踝区，内踝的最凸起处
	内庭	足阳明胃经	在足背，第 2、3 趾间，趾蹼缘后方赤白肉际处
	内膝眼	经外奇穴	在膝部，髌韧带内侧凹陷处的中央
	内迎香	经外奇穴	在鼻孔内，鼻翼软骨与鼻甲交界的黏膜处
P	膀胱俞	足太阳膀胱经	在骶区，横平第 2 骶后孔，骶正中嵴旁 1.5 寸
	脾俞	足太阳膀胱经	在脊柱区，第 11 胸椎棘突下，后正中线旁开 1.5 寸
	痞根	经外奇穴	在腰区，横平第 1 腰椎棘突下，后正中线旁开 3.5 寸凹陷中
	偏历	手阳明大肠经	在前臂，腕背侧远端横纹上 3 寸，阳溪与曲池连线上

	穴位名称	所属经脉	定位
P	魄户	足太阳膀胱经	在脊柱区，第3胸椎棘突下，后正中线旁开3寸
	仆参	足太阳膀胱经	在跟区，昆仑直下，跟骨外侧，赤白肉际处
Q	期门	足厥阴肝经	在胸部，第6肋间隙，前正中线旁开4寸
	气冲	足阳明胃经	在腹股沟区，耻骨联合上缘，前正中线旁开2寸，动脉搏动处
	气端	经外奇穴	在足十趾尖端，距趾甲游离缘0.1寸（指寸），左右共10个穴位
	气海	任脉	在下腹部，脐中下1.5寸，前正中线上
	气海俞	足太阳膀胱经	在脊柱区，第3腰椎棘突下，后正中线旁开1.5寸
	气户	足阳明胃经	在胸部，锁骨下缘，前正中线旁开4寸
	气舍	足阳明胃经	在胸锁乳突肌区，锁骨上小窝，锁骨胸骨端上缘，胸锁乳突肌的胸骨头与锁骨头中间的凹陷中
	气穴	足少阴肾经	在下腹部，脐中下3寸，前正中线旁开0.5寸
	牵正	经外奇穴	在面部，耳垂前0.5~1寸的压痛处
	前顶	督脉	在头部，前发际正中直上3.5寸
	前谷	手太阳小肠经	在手指，第5掌指关节尺侧远端赤白肉际凹陷中
	强间	督脉	在头部，后发际正中直上4寸
	青灵	手少阴心经	在臂前区，肘横纹上3寸，肱二头肌的内侧沟中
	清泠渊	手少阳三焦经	在臂后区，肘尖与肩峰角连线上，肘尖上2寸
	丘墟	足少阳胆经	在踝区，外踝的前下方，趾长伸肌腱的外侧凹陷中
	球后	经外奇穴	在面部，眶下缘外1/4与内3/4交界处
	曲鬓	足少阳胆经	在头部，耳前鬓角发际后缘与耳尖水平线的交点处
	曲差	足太阳膀胱经	在头部，前发际正中直上0.5寸，旁开1.5寸
	曲池	手阳明大肠经	在肘区，尺泽与肱骨外上髁上连线的中点处
	曲骨	任脉	在下腹部，耻骨联合上缘，前正中线上
	曲泉	足厥阴肝经	在膝部，腘横纹内侧端，半腱肌肌腱内缘凹陷中
	曲垣	手太阳小肠经	在肩胛区，肩胛冈内侧端上缘凹陷中
	曲泽	手厥阴心包经	在肘前区，肘横纹上，肱二头肌腱的尺侧缘凹陷中
	颧髎	手太阳小肠经	在面部，颧骨下缘，目外眦直下凹陷中
	缺盆	足阳明胃经	在颈外侧区，锁骨上大窝，锁骨上缘凹陷中，前正中线旁开4寸

	穴位名称	所属经脉	定位
R	然谷	足少阴肾经	在足内侧，足舟骨粗隆下方，赤白肉际处
	人迎	足阳明胃经	在颈部，横平喉结，胸锁乳突肌前缘，颈总动脉搏动处
	日月	足少阳胆经	在胸部，第7肋间隙，前正中线旁开4寸
	乳根	足阳明胃经	在胸部，第5肋间隙，前正中线旁开4寸
	乳中	足阳明胃经	在胸部，乳头中央
S	三间	手阳明大肠经	在手指，第2掌指关节桡侧近端凹陷中
	三焦俞	足太阳膀胱经	在脊柱区，第1腰椎棘突下，后正中线旁开1.5寸
	三角灸	经外奇穴	在下腹部，以患者两口角之间的长度为一边，作等边三角形，将顶角置于患者脐心，底边呈水平线，两底角处取穴
	三阳络	手少阳三焦经	在前臂后区，腕背侧远端横纹上4寸，尺骨与桡骨间隙中点
	三阴交	足太阴脾经	在小腿内侧，内踝尖上3寸，胫骨内侧缘后际
	商丘	足太阴脾经	在踝区，内踝前下方，舟骨粗隆与内踝尖连线中点凹陷中
	商曲	足少阴肾经	在上腹部，脐中上2寸，前正中线旁开0.5寸
	商阳	手阳明大肠经	在手指，食指末节桡侧，指甲根角侧上方0.1寸（指寸）
	上关	足少阳胆经	在面部，颧弓上缘中央凹陷中
	上巨虚	足阳明胃经	在小腿外侧，犊鼻下6寸，犊鼻与解溪连线上
	上廉	手阳明大肠经	在前臂，肘横纹下3寸，阳溪与曲池连线上
	上髎	足太阳膀胱经	在骶区，正对第1骶后孔中
	上脘	任脉	在上腹部，脐中上5寸，前正中线上
	上星	督脉	在头部，前发际正中直上1寸
	上迎香	经外奇穴	在面部，鼻翼软骨与鼻甲的交界处，近鼻翼沟上端处
	少冲	手少阴心经	在手指，小指末节桡侧，指甲根角侧上方0.1寸（指寸）
	少府	手少阴心经	在手掌，横平第5掌指关节近端，第4、5掌骨之间
	少海	手少阴心经	在肘前区，横平肘横纹，肱骨内上髁前缘
	少商	手太阴肺经	在手指，拇指末节桡侧，指甲根角侧上方0.1寸（指寸）

穴位名称	所属经脉	定位
少泽	手太阳小肠经	在手指，小指末节尺侧，指甲根角侧上方 0.1 寸（指寸）
申脉	足太阳膀胱经	在踝区，外踝尖直下，外踝下缘与跟骨之间凹陷中
身柱	督脉	在脊柱区，第 3 胸椎棘突下凹陷中，后正中线上
神藏	足少阴肾经	在胸部，第 2 肋间隙，前正中线旁开 2 寸
神道	督脉	在脊柱区，第 5 胸椎棘突下凹陷中，后正中线上
神封	足少阴肾经	在胸部，第 4 肋间隙，前正中线旁开 2 寸
神门	手少阴心经	在腕前区，腕掌侧远端横纹尺侧端，尺侧腕屈肌腱的桡侧缘
神阙	任脉	在脐区，脐中央
神堂	足太阳膀胱经	在脊柱区，第 5 胸椎棘突下，后正中线旁开 3 寸
神庭	督脉	在头部，前发际正中直上 0.5 寸
肾俞	足太阳膀胱经	在脊柱区，第 2 腰椎棘突下，后正中线旁开 1.5 寸
十七椎	经外奇穴	在腰区，第 5 腰椎棘突下凹陷中
十宣	经外奇穴	在手指，十指尖端，距指甲游离缘 0.1 寸（指寸），左右共 10 穴
石关	足少阴肾经	在上腹部，脐中上 3 寸，前正中线旁开 0.5 寸
石门	任脉	在下腹部，脐中下 2 寸，前正中线上
食窦	足太阴脾经	在胸部，第 5 肋间隙，前正中线旁开 6 寸
手三里	手阳明大肠经	在前臂，肘横纹下 2 寸，阳溪与曲池连线上
手五里	手阳明大肠经	在臂部，肘横纹上 3 寸，曲池与肩髃连线上
束骨	足太阳膀胱经	在跖区，第 5 跖趾关节的近端，赤白肉际处
俞府	足少阴肾经	在胸部，锁骨下缘，前正中线旁开 2 寸
率谷	足少阳胆经	在头部，耳尖直上入发际 1.5 寸
水道	足阳明胃经	在下腹部，脐中下 3 寸，前正中线旁开 2 寸
水分	任脉	在上腹部，脐中上 1 寸，前正中线上
水沟	督脉	在面部，人中沟的上 1/3 与中 1/3 交点处
水泉	足少阴肾经	在跟区，太溪直下 1 寸，跟骨结节内侧凹陷中
水突	足阳明胃经	在颈部，横平环状软骨，胸锁乳突肌的前缘
丝竹空	手少阳三焦经	在面部，眉梢凹陷中
四白	足阳明胃经	在面部，眶下孔处
四渎	手少阳三焦经	在前臂后区，肘尖下 5 寸，尺骨与桡骨间隙中点

S

	穴位名称	所属经脉	定位
S	四缝	经外奇穴	在手指，第2~5指掌面的近侧指间关节横纹的中央，一手4穴
	四满	足少阴肾经	在下腹部，脐中下2寸，前正中线旁开0.5寸
	四神聪	经外奇穴	在头部，百会前后左右各旁开1寸，共4穴
	素髎	督脉	在面部，鼻尖的正中央
T	太白	足太阴脾经	在跖区，第1跖趾关节近端赤白肉际凹陷中
	太冲	足厥阴肝经	在足背，第1、2跖骨间，跖骨底结合部前方凹陷中，或触及动脉搏动
	太溪	足少阴肾经	在踝区，内踝尖与跟腱之间的凹陷中
	太阳	经外奇穴	在头部，眉梢与目外眦之间，向后约一横指的凹陷中
	太乙	足阳明胃经	在上腹部，脐中上2寸，前正中线旁开2寸
	太渊	手太阴肺经	在腕前区，桡骨茎突与腕舟状骨之间，拇长展肌腱尺侧凹陷中
	陶道	督脉	在脊柱区，第1胸椎棘突下凹陷中，后正中线上
	提托	经外奇穴	在下腹部，脐下3寸，前正中线旁开1.5寸
	天池	手厥阴心包经	在胸部，第4肋间隙，前正中线旁开5寸
	天冲	足少阳胆经	在头部，耳根后缘直上，入发际2寸
	天窗	手太阳小肠经	在颈部，横平甲状软骨上缘（约相当于喉结处），胸锁乳突肌的后缘
	天鼎	手阳明大肠经	在颈部，横平环状软骨，胸锁乳突肌后缘
	天府	手太阴肺经	在臂前区，腋前纹头下3寸，肱二头肌桡侧缘处
	天井	手少阳三焦经	在肘后区，肘尖上1寸凹陷中
	天髎	手少阳三焦经	在肩胛区，肩胛骨上角骨际凹陷中
	天泉	手厥阴心包经	在臂前区，腋前纹头下2寸，肱二头肌的长、短头之间
	天容	手太阳小肠经	在颈部，下颌角后方，胸锁乳突肌的前缘凹陷中
	天枢	足阳明胃经	在腹部，横平脐中，前正中线旁开2寸
	天突	任脉	在颈前区，胸骨上窝中央，前正中线上
	天溪	足太阴脾经	在胸部，第4肋间隙，前正中线旁开6寸
	天牖	手少阳三焦经	在肩胛区，横平下颌角，胸锁乳突肌的后缘凹陷中
	天柱	足太阳膀胱经	在颈后区，横平第2颈椎棘突上际，斜方肌外缘凹陷中

	穴位名称	所属经脉	定位
T	天宗	手太阳小肠经	在肩胛区，肩胛冈中点与肩胛骨下角连线上 1/3 与 2/3 交点凹陷中
	条口	足阳明胃经	在小腿外侧，犊鼻下 8 寸，犊鼻与解溪连线上
	听宫	手太阳小肠经	在面部，耳屏正中与下颌骨髁突之间的凹陷中
	听会	足少阳胆经	在面部，耳屏间切迹与下颌骨髁突之间的凹陷中
	通里	手少阴心经	在前臂前区，腕掌侧远端横纹上 1 寸，尺侧腕屈肌腱的桡侧缘
	通天	足太阳膀胱经	在头部，前发际正中直上 4.0 寸，旁开 1.5 寸
	瞳子髎	足少阳胆经	在面部，目外眦外侧 0.5 寸凹陷中
	头临泣	足少阳胆经	在头部，前发际上 0.5 寸，瞳孔直上
	头窍阴	足少阳胆经	在头部，耳后乳突的后上方，当天冲与完骨的弧形连线（其弧度与耳郭弧度相应）的上 2/3 与下 1/3 交点处
	头维	足阳明胃经	在头部，额角发际直上 0.5 寸，头正中线旁开 4.5 寸处
W	外关	手少阳三焦经	在前臂后区，腕背侧远端横纹上 2 寸，尺骨与桡骨间隙中点
	外踝尖	经外奇穴	在踝区，外踝的最凸起处
	外劳宫	经外奇穴	在手背第 2、3 掌骨间，掌指关节后 0.5 寸（指寸）凹陷中
	外陵	足阳明胃经	在下腹部，脐中下 1 寸，前正中线旁开 2 寸
	外丘	足少阳胆经	在小腿外侧，外踝尖上 7 寸，腓骨前缘
	完骨	足少阳胆经	在头部，耳后乳突的后下方凹陷中
	腕骨	手太阳小肠经	在腕区，第 5 掌骨基底与三角骨之间的赤白肉际凹陷处中
	维道	足少阳胆经	在下腹部，髂前上棘内下 0.5 寸
	委阳	足太阳膀胱经	在膝部，腘横纹上，股二头肌腱内侧缘
	委中	足太阳膀胱经	在膝后区，腘横纹中点
	胃仓	足太阳膀胱经	在脊柱区，第 12 胸椎棘突下，后正中线旁开 3 寸
	胃脘下俞	经外奇穴	在脊柱区，横平第 8 胸椎棘突下，后正中线旁开 1.5 寸
	胃俞	足太阳膀胱经	在脊柱区，第 12 胸椎棘突下，后正中线旁开 1.5 寸
	温溜	手阳明大肠经	在前臂，腕横纹上 5 寸，阳溪与曲池连线上
	屋翳	足阳明胃经	在胸部，第 2 肋间隙，前正中线旁开 4 寸

	穴位名称	所属经脉	定位
W	五处	足太阳膀胱经	在头部，前发际正中直上 1.0 寸，旁开 1.5 寸
	五枢	足少阳胆经	在下腹部，横平脐下 3 寸，髂前上棘内侧
X	膝关	足厥阴肝经	在膝部，胫骨内侧髁的下方，阴陵泉后 1 寸
	郄门	手厥阴心包经	在前臂前区，腕掌侧远端横纹上 5 寸，掌长肌腱与桡侧腕屈肌腱之间
	膝眼	经外奇穴	屈膝，在髌韧带两侧凹陷处，在内侧的称内膝眼，在外侧的称外膝眼
	膝阳关	足少阳胆经	在膝部，股骨外上髁后上缘，股二头肌腱与髂胫束之间的凹陷中
	侠白	手太阴肺经	在臂前区，腋前纹头下 4 寸，肱二头肌桡侧缘处
	侠溪	足少阳胆经	在足背，第 4、5 趾间，趾蹼缘后方赤白肉际处
	下关	足阳明胃经	在面部，颧弓下缘中央与下颌切迹之间凹陷处
	下极俞	经外奇穴	在腰区，当后正中线上，第 3 腰椎棘突下
	下巨虚	足阳明胃经	在小腿外侧，犊鼻下 9 寸，犊鼻与解溪连线上
	下廉	手阳明大肠经	在前臂，肘横纹下 4 寸，阳溪与曲池连线上
	下髎	足太阳膀胱经	在骶区，正对第 4 骶后孔中
	下脘	任脉	在上腹部，脐中上 2 寸，前正中线上
	陷谷	足阳明胃经	在足背，第 2、3 跖骨间，第 2 跖趾关节近端凹陷中
	消泺	手少阳三焦经	在臂后区，肘尖与肩峰角连线上，肘尖上 5 寸
	小肠俞	足太阳膀胱经	在骶区，横平第 1 骶后孔，骶正中嵴旁 1.5 寸
	小骨空	经外奇穴	在手指，小指背面，近侧指间关节的中点处
	小海	手太阳小肠经	在肘后区，尺骨鹰嘴与肱骨内上髁之间凹陷中
	心俞	足太阳膀胱经	在脊柱区，第 5 胸椎棘突下，后正中线旁开 1.5 寸
	新设	经外奇穴	在第 3、4 颈椎之间，后正中线旁开 1.5 寸
	囟会	督脉	在头部，前发际正中直上 2 寸
	胸乡	足太阴脾经	在胸部，第 3 肋间隙，前正中线旁开 6 寸
	悬厘	足少阳胆经	在头部，从头维至曲鬓的弧形连线（其弧度与鬓发弧度相应）的上 3/4 与下 1/4 的交点处
	悬颅	足少阳胆经	在头部，从头维至曲鬓的弧形连线（其弧度与鬓发弧度相应）的中点处
	悬枢	督脉	在脊柱区，第 1 腰椎棘突下凹陷中，后正中线上
	悬钟	足少阳胆经	在小腿外侧，外踝尖上 3 寸，腓骨前缘

	穴位名称	所属经脉	定位
X	璇玑	任脉	在胸部，胸骨上窝下 1 寸，前正中线上
	血海	足太阴脾经	在股前区，髌底内侧端上 2 寸，股内侧肌隆起处
	血压点	经外奇穴	在第 6、7 颈椎棘突之间，后正中线旁开 2 寸
Y	哑门	督脉	在颈后区，第 2 颈椎棘突上际凹陷中，后正中线上
	阳白	足少阳胆经	在头部，眉上一寸，瞳孔直上
	阳池	手少阳三焦经	在腕后区，腕背侧远端横纹上，指伸肌腱的尺侧缘凹陷中
	阳辅	足少阳胆经	在小腿外侧，外踝尖上 4 寸，腓骨前缘
	阳纲	足太阳膀胱经	在脊柱区，第 10 胸椎棘突下，后正中线旁开 3 寸
	阳谷	手太阳小肠经	在腕后区，尺骨茎突与三角骨之间的凹陷中
	阳交	足少阳胆经	在小腿外侧，外踝尖上 7 寸，腓骨后缘
	阳陵泉	足少阳胆经	在小腿外侧，腓骨头前下方凹陷中
	阳溪	手阳明大肠经	在腕区，腕背侧远端横纹桡侧，桡骨茎突远端，解剖学"鼻烟窝"凹陷中
	养老	手太阳小肠经	在前臂后区，腕背横纹上 1 寸，尺骨头桡侧凹陷中
	腰奇	经外奇穴	在骶区，尾骨端直上 2 寸，骶角之间凹陷中
	腰俞	督脉	在骶区，正对骶管裂孔，后正中线上
	腰痛点	经外奇穴	在手背，第 2、3 掌骨间及第 4、5 掌骨间，腕背侧远端横纹与掌指关节的中点处
	腰眼	经外奇穴	在腰区，横平第 4 腰椎棘突下，后正中线旁开 3.5 寸凹陷中
	腰阳关	督脉	在脊柱区，第 4 腰椎棘突下凹陷中，后正中线上
	腰宜	经外奇穴	在腰区，第 4 腰椎棘突下，后正中线旁开 3 寸
	液门	手少阳三焦经	在手背，第 4、5 指间，指蹼缘后方赤白肉际处
	譩譆	足太阳膀胱经	在脊柱区，第 6 胸椎棘突下，后正中线旁开 3 寸
	意舍	足太阳膀胱经	在脊柱区，第 11 胸椎棘突下，后正中线旁开 3 寸
	翳风	手少阳三焦经	在颈部，耳垂后方，乳突下端前方凹陷中
	翳明	经外奇穴	在颈部，翳风后 1 寸
	阴包	足厥阴肝经	在股前区，髌底上 4 寸，股薄肌与缝匠肌之间
	阴都	足少阴肾经	在上腹部，脐中上 4 寸，前正中线旁开 0.5 寸
	阴谷	足少阴肾经	在膝后区，腘横纹上，半腱肌肌腱外侧缘
	阴交	任脉	在下腹部，脐中下 1 寸，前正中线上

	穴位名称	所属经脉	定位
Y	阴廉	足厥阴肝经	在股前区，气冲直下 2 寸
	阴陵泉	足太阴脾经	在小腿内侧，胫骨内侧髁下缘与胫骨内侧缘之间的凹陷中
	阴市	足阳明胃经	在股前区，髌底上 3 寸，股直肌肌腱外侧缘
	阴郄	手少阴心经	在前臂前区，腕掌侧远端横纹上 0.5 寸，尺侧腕屈肌腱的桡侧缘
	殷门	足太阳膀胱经	在股后区，臀沟下 6 寸，股二头肌与半腱肌之间
	龈交	督脉	在上唇内，上唇系带与上牙龈的交点
	隐白	足太阴脾经	在足趾，大趾末节内侧，趾甲根角侧后方 0.1 寸（指寸）
	印堂	督脉	在头部，两眉毛内侧端中间的凹陷中
	膺窗	足阳明胃经	在胸部，第 3 肋间隙，前正中线旁开 4 寸
	迎香	手阳明大肠经	在面部，鼻翼外缘中点，鼻唇沟中
	涌泉	足少阴肾经	在足底，屈足卷趾时足心最凹陷处
	幽门	足少阴肾经	在上腹部，脐中上 6 寸，前正中线旁开 0.5 寸
	鱼际	手太阴肺经	在手外侧，第 1 掌骨桡侧中点赤白肉际处
	鱼腰	经外奇穴	在头部，瞳孔直上，眉毛中
	玉堂	任脉	在胸部，横平第 3 肋间隙，前正中线上
	玉液	经外奇穴	在口腔内，舌下系带右侧的静脉上
	玉枕	足太阳膀胱经	在头部，后发际正中直上 2.5 寸，旁开 1.3 寸
	彧中	足少阴肾经	在胸部，第 1 肋间隙，前正中线旁开 2 寸
	渊腋	足少阳胆经	在胸外侧区，第 4 肋间隙中，在腋中线上
	云门	手太阴肺经	在胸部，锁骨下窝凹陷中，肩胛骨喙突内缘，前正中线旁开 6 寸
Z	章门	足厥阴肝经	在侧腹部，第 11 肋游离端的下际
	照海	足少阴肾经	在踝区，内踝尖下 1 寸，内踝下缘边际凹陷中
	辄筋	足少阳胆经	在胸外侧区，第 4 肋间隙中，腋中线前 1 寸
	正营	足少阳胆经	在头部，前发际上 2.5 寸，瞳孔直上
	支沟	手少阳三焦经	在前臂后区，腕背侧远端横纹上 3 寸，尺骨与桡骨间隙中点
	支正	手太阳小肠经	在前臂后区，腕背侧远端横纹上 5 寸，尺骨尺侧与尺侧腕屈肌之间
	至阳	督脉	在脊柱区，第 7 胸椎棘突下凹陷中，后正中线上

图解常见风湿病中医外治法

	穴位名称	所属经脉	定位
Z	至阴	足太阳膀胱经	在足趾，小趾末节外侧，趾甲根角侧后方 0.1 寸（指寸）
	志室	足太阳膀胱经	在腰区，第 2 腰椎棘突下，后正中线旁开 3 寸
	秩边	足太阳膀胱经	在骶区，横平第 4 骶后孔，骶正中嵴旁开 3 寸
	中冲	手厥阴心包经	在手指，中指末端最高点
	中都	足厥阴肝经	在小腿内侧，内踝尖上 7 寸，胫骨内侧面的中央
	中渎	足少阳胆经	在股部，腘横纹上 7 寸，髂胫束后缘
	中封	足厥阴肝经	在踝区，内踝前，胫骨前肌腱的内侧缘凹陷处
	中府	手太阴肺经	在胸部，横平第 1 肋间隙，锁骨下窝外侧，前正中线旁开 6 寸
	中极	任脉	在下腹部，脐中下 4 寸，前正中线上
	中魁	经外奇穴	在手指，中指背面，近侧指间关节的中点处
	中髎	足太阳膀胱经	在骶区，正对第 3 骶孔中
	中膂俞	足太阳膀胱经	在骶区，横平第 3 骶后孔，骶正中嵴旁 1.5 寸
	中泉	经外奇穴	在腕背侧横纹中，当指总伸肌腱桡侧的凹陷处
	中枢	督脉	在脊柱区，第 10 胸椎棘突下凹陷中，后正中线上
	中庭	任脉	在胸部，剑突尖所在处，前正中线上
	中脘	任脉	在上腹部，脐中上 4 寸，前正中线上
	中渚	手少阳三焦经	在手背，第 4、5 掌骨间，掌指关节近端凹陷中
	中注	足少阴肾经	在下腹部，脐中下 1 寸，前正中线旁开 0.5 寸
	周荣	足太阴脾经	在胸部，第 2 肋间隙，前正中线旁开 6 寸
	肘尖	经外奇穴	在肘后区，尺骨鹰嘴的尖端
	肘髎	手阳明大肠经	在肘区，肱骨外上髁上缘，髁上嵴的前缘
	筑宾	足少阴肾经	在小腿内侧，太溪直上 5 寸，比目鱼肌与跟腱之间
	子宫	经外奇穴	在下腹部，脐中下 4 寸，前正中线旁开 3 寸
	紫宫	任脉	在胸部，横平第 2 肋间隙，前正中线上
	足临泣	足少阳胆经	在足背，第 4、5 跖骨底结合部的前方，第 5 趾长伸肌腱外侧凹陷中
	足窍阴	足少阳胆经	在足趾，第 4 趾末节外侧，趾甲根角侧后方 0.1 寸（指寸）
	足三里	足阳明胃经	在小腿前外侧，犊鼻下 3 寸，犊鼻与解溪连线上
	足通谷	足太阳膀胱经	在足趾，第 5 跖趾关节的远端，赤白肉际处
	足五里	足厥阴肝经	在股前区，气冲直下 3 寸，动脉搏动处